Impfen -
Einfach und verständlich dargestellt.

2. Auflage

Inh. Dr. rer. nat. Stefan Lanka, Ludwig-Pfau-Straße 1 B, 70176 Stuttgart

Titelbild: © H. Krückemeier
Druck: Druckhaus Huber, 79734 Rickenbach

www.klein-klein-verlag.de
ISBN: 3-937342-13-3

Wichtiger Hinweis:
Ziel sämtlicher Veröffentlichungen des klein-klein-verlags ist es, Hilfen zum eigenverantwortlichen Denken und Handeln zu geben.
Der Verlag und die Autoren übernehmen keine Verantwortung dafür, wenn es jemand unterlässt zu denken, zu prüfen und zu handeln.

Karin Wolfinger / Karl Krafeld u. a.

Impfen –

Einfach und verständlich dargestellt.

Berichte, Dokumente und Kommentare aus Österreich und Deutschland.

Vorwort von Dr. Lanka

Band 1 der zweiten Reihe des klein-klein-verlages:
Wir machen Zukunft: ganzheitlich, unverkürzt & zielbezogen!

klein-klein-verlag

Warnhinweis!

Sollte versucht werden, die Verbreitung dieses Buches mittels Verlogenheit vor Gericht, mittels absichtlichem Mißbrauch des Rechtes auf Schutz der Würde des Menschen (GG 1, § 186 StGB, § 1004 BGB) durch ein Gericht zeitweilig untersagen zu lassen, wird dieser Vorgang mit den uns zur Verfügung stehenden Mitteln verbreitet werden.

Die Berechtigung besteht darin, dass ein etwaiges gerichtliches Vorgehen auf Öffentlichkeit abzielt, auf eine öffentliche Gerichtsverhandlung in der der etwaige Betreiber eines solchen Verfahrens durch uns öffentlich in den Meineid gezwungen wird und sich selbst öffentlich als Verbrecher darstellen müßte.

Die Beweisführung ist einem etwaigen Betreiber nicht zumutbar, wohl aber die Behauptung der Wahrheitswidrigkeit vor Gericht unter Eid. In einem öffentlichen Gerichtsverfahren würde von uns vom Betreiber eines solchen Verfahrens nur die eidliche Aussage abverlangt:

„Die Behauptungen, deren Untersagung der Wiederholung durch das Gericht angestrebt sind, sind wahrheitswidrig und deshalb würdeverletzend."

Mehr nicht. Wir würden dann den Meineid beweisen.

Wer nur zu einer Aussage in diesem Buch einen solchen Eid vor Gericht leistet, handelt sich nach § 154 StGB (Meineid) einen Haftanspruch nicht unter einem Jahr ein. § 12 StGB nennt rechtswidrige Taten, die mit einer Freiheitsstrafe von mindestens einem Jahr bedroht sind „Verbrechen".

Karl Krafeld, Stefan Lanka

Widmung

Den Kindern dieser Welt gewidmet.
Und denen, die noch kommen.

Inhaltsverzeichnis

Vorwort

Impfen – Einfach und verständlich dargestellt ... und damit beendet!

Wenn Herz und Verstand zusammenkommen, hat die Angst vor Krankheit keine Chance mehr. Noch viel weniger die Irreführung durch die Gesundheitsbehörden, die das Impfen zu verantworten haben.

Eine Mutter wollte es wissen und ist dran geblieben, um anderen Müttern bei der Impfentscheidung zu helfen und damit unnötiges Leid zu vermeiden. Was dabei herausgekommen ist, ist ein Buch, das Müttern und Menschen die Herzen öffnet wird, die Angst vertreibt und wesentlich dazu beitragen wird, das Impfen in absehbarer Zeit zu überwinden.

Die von ihr und anderen Bürgern provozierten Aussagen in offiziellen Dokumenten, die in diesem Buch publiziert und kommentiert werden, sind nicht nur bedeutend, sondern für den deutschen Leser mehr als amüsant! Wenn österreichische Politiker und Beamte um die Wahrheit einen Bogen machen, hört sich das an manchen Stellen immerhin noch lustig an. Das Buch ist also keine trockene Lektüre.

Karl Krafelds kompromisslose Kommentare zu den Dokumenten und seine einfachen Erklärungen erzeugen, im Gegensatz zu den subjektiven Texten der Autorin, ein kreatives Spannungsfeld, in dem sich das Impfen als das beweist, was es ist: Betrug und Angriff auf Gesundheit und Leben!

Die Fragen nach den Ursachen von Krankheiten, wenn eben nicht durch Viren und Bakterien hervorgerufen, werden im verblüffend verständlichen Beitrag von Stephanie Gawlitta über Dr. Hamers Neue Medizin beantwortet.

So ist ein Buch entstanden, das überzeugt!

Das Titelbild zeigt die Hand der Tochter der Autorin, die die Hand ihrer Mutter umfasst und symbolisiert damit, dass Kinder Erwachsenen vorbehaltslos vertrauen. Dieses Vertrauen nicht zu enttäuschen und die Kinder zu schützen ist unsere Pflicht.

Vielen Dank an Karin Wolfinger, Stephanie Gawlitta, Karl Krafeld und die anderen Staatsbürger, Mütter und Väter die das Impfen nicht mehr dulden und damit beenden!

Dr. Stefan Lanka
Stuttgart, im September 2007

1. Die erfolglose aber erfolgreiche Beweissuche in Österreich

1.1 Vertrauen ist gut – Kontrolle ist besser

Karin Wolfinger

Dieser kurze Satz hat für mich seit geraumer Zeit eine grundlegende Bedeutung! Und was sehr viele Menschen machen, ist: Blind Vertrauen! Ohne zu kontrollieren, ohne zu hinterfragen, ohne sich bewusst zu machen, dass sie mit blindem Vertrauen auch die Verantwortung abgeben! Nämlich die Verantwortung, die sie für ihr Leben und auch für das Leben ihrer Kinder übernommen haben! Sich über das Leben bewusst Gedanken zu machen, ist die größte Herausforderung, der man sich stellt!

Was bedeutet Leben? Diese Frage stellen sich bestimmt sehr viele Menschen. Und jeder kann sie mit ziemlicher Sicherheit auch anders beantworten. Natürlich auch ich. Aber es ist zu spät, darüber nachzudenken, wenn schon ein beträchtlicher Schaden entstanden ist! Da kann auch ich mich bei der Nase nehmen! Erst durch meinen Sohn, der beträchtlich auf Impfung reagierte, wurde ich nachdenklich!

Meine Erfahrungen der letzten Jahre niederzuschreiben hat auch einen Grund: Ich denke, dass es wichtig ist, Erfahrenes weiterzugeben. Von Akademikern, die außerhalb des Lebens stehen, wurde und wird viel geschrieben und veröffentlicht. Von Menschen, die im Leben stehen, wird wenig geschrieben und veröffentlicht. Ich sehe mich nicht als diejenige, die aufklärt, das ist ja nicht meine Aufgabe, sondern die aufzeigt und Impulse dafür gibt, sich zu informieren, um so die Sicherheit zu bekommen, die Situation in der wir uns befinden, zu verstehen! Das halte ich für den wichtigsten Aspekt! Jeder sollte sich bewusst sein, dass in letzter Konsequenz die Verantwortung bei einem selbst liegt! Ich denke, dass das auch nicht das Grundproblem ist, sondern die Tatsache, dass die offiziellen Behauptungen, die an die Öffentlichkeit gelangen, auch geglaubt werden! Habe ich ja auch getan! Mir war aber sehr schnell klar, dass ich aus dieser Haltung, aus diesem blinden Glauben heraus muss, um die Situation nachvollziehen zu können! Glauben alleine gibt keine Sicherheit! In der Tat wird aber daran gezielt gearbeitet, es steckt auch ein System dahinter! Angstpolitik! Und wenn ich Angst habe, bin ich manipulierbar!!

Ganz genau gesagt ist mir im Bereich der Impfthematik, die mich in den letzten Jahren nicht mehr loslässt, klar geworden, dass es nicht nur ein ziemlich umfassendes, sondern auch ein unglaubliches Thema ist. Und das meine ich im wahrsten Sinne des Wortes! Unglaublich - warum? Es ist doch seit Jahrzehnten alles ganz klar! Ganz eindeutig bewiesen! Und vor allen Dingen ganz harmlos und auch ziemlich sicher, dass Impfen tatsächlich schützt!

Das dachte ich auch! Als Mutter von zwei Kindern ist es immer wieder Thema, sich mit Impfen auseinander zu setzen. Diese Entscheidung nimmt einem kein Mensch der Welt ab. Da war plötzlich auch ich konfrontiert, eine Entscheidung zu treffen von der ich anfangs auch annahm, dass es das Beste sei, sie meinem Arzt zu überlassen. Der wird schon wissen was er tut. Kein Arzt der Welt wird wohl absichtlich mein Kind schädigen! Oder anders gesagt: Keine Mutter würde ihrem Kind, nachdem sie sich genauestens informiert hat, Schaden zufügen wollen. Da bin ich mir absolut sicher! Aber in der momentanen Situation ist es leider noch so, dass Angst und Verunsicherung noch eine große Rolle spielen. Und um da einen klaren Gedanken fassen zu können, muss jeder für sich daran arbeiten, die nötige Sicherheit zu bekommen.

Mit meiner Tochter, die jetzt 10 Jahre jung ist, ging ich zum Impfen, ohne darüber nachzudenken. Jede empfohlene „Schutzimpfung" hat sie erhalten, ohne dass ich irgendwann einmal meinen Arzt fragte, ob ich eventuell den Beipackzettel lesen dürfte, und zwar vor der Impfung. Normalerweise war das das Erste was ich machte, wenn ich mir eine Arznei aus der Apotheke holte! Aber bei der Impfung, ich weiß bis heute nicht warum, kam ich nicht auf die Idee!

Bei meinem Sohn, der jetzt 7 Jahre jung ist, lief das etwas anders. Ich begann mit den Impfungen: Die erste war damals die 3-fach-Impfung, und er reagierte immer mit hohem Fieber! Fiebersenkende Mittel bekam ich aber zur Vorsorge gleich mit nach Hause! Ergebnis von den insgesamt 4 Impfungen die er bekam war, dass er unentwegt krank war. Eine Mittelohrentzündung nach der anderen, ein Antibiotika nach dem anderen! Ein Teufelskreis, den ich dank Homöopathie unterbrechen konnte! Ich wusste, dass ich meine Kinder nicht mehr impfen lassen werde, und brauche auch keiner Mutter erzählen, die sich ebenfalls gegen das Impfen entschieden hat, was das an „Diskussionen" und Vorwürfen mit sich bringt! Von „Verantwortungslos" bis hin zur „Rabenmutter" musste ich mir alles anhören! Anfangs gab mir das auch immer wieder zu denken. Ist es wirklich verantwortungslos, nicht zu Impfen? Was machst du wirklich, wenn jetzt dein Kind an Polio erkrankt? Kann ich das verantworten? Muss ich das verantworten? U.s.w.

Damals glaubte ich noch daran, von den Medizinern ernsthafte Antworten auf meine Fragen zu bekommen! Damit sind wir wieder am Anfang! Soll man es einfach nur glauben, was man vorgegaukelt bekommt, oder sollte man doch einmal beginnen, zu überprüfen? Ich habe überprüft und überprüfe noch immer. Nicht nur die Schulmedizin sondern auch die Impfkritik! Heute weiß ich, dass der Glauben in die Kirche gehört! Ich will das Ganze verstehen und verstehen kann ich nur das, was ich hinterfrage und kontrolliere!

Eine ganz wichtige Rolle auf diesen Weg haben für mich die Erkenntnisse des Dr. Hamer, die Neue Medizin! Zuerst musste ich auch „Krankheit" verstehen, um aus der „Angstpolitik“ ausbrechen zu können! Für mich ist die Neue Medizin eine große Stütze, und in Zukunft die einzige Medizin, die Leben tatsächlich als „Leben“ betrachtet!

Ich hoffe mit diesem Buch auch anderen Menschen einen Weg zu ebnen! Auch wenn es nur ein einziger Mensch ist, den ich damit erreiche weiß ich, dass ich das Richtige getan habe!! Dieses Buch zu schreiben, ist ein Beitrag, den ich leisten kann! Die nachfolgenden Texte sind aufgrund der Erfahrungen entstanden, die nicht nur ich, sondern auch andere Mütter und Väter über die Zeit gemacht haben! Die entlarvenden Dokumente der zuständigen Behörden, die hier abgedruckt sind, sind auch nur deswegen entstanden, weil wir – ich und andere Eltern und besonders auch ein ganz junges Mädchen – etwas getan haben, ran an den Speck gegangen und drangeblieben sind. Von Nichts kommt Nichts, das habe ich auch verstanden und möchte auch hier nicht „Vorbild“ sein, sondern Normalität.

Diese Texte schrieb ich nicht für sinnlose Diskussionen in den Türmen der Universitäten. Diese Texte schrieb ich insbesondere für Mütter, die sich heute – wie ich es jahrelang auch tat – über das täuschen lassen, was in den Universitäten tatsächlich geschieht. Mit meinem heutigen Wissen, und dem Verständnis für Leben macht mich jeder Professorentitel skeptisch, ganz besonders in der Medizin.

„Es gibt keine hoffnungslosen Situationen. Es gibt nur Menschen, die darüber hoffnungslos geworden sind.“

(Clare Booth Luce)

Alles Liebe,

Karin Wolfinger

1.2 Wer fragt bekommt Beweise - allerdings andere als die, nach denen gefragt wurde!

Karin Wolfinger

„Die Dummheit und das Weltall sind unendlich,
wobei ich mir beim Weltall nicht sicher bin!"
(Albert Einstein)

Nach knapp drei Jahren der intensiven Bemühungen, Antworten auf meine Fragen zu bekommen, ist es an der Zeit, darüber nachzudenken, ob es Sinn macht, eine Impfung überhaupt noch in Erwägung zu ziehen! Nach meinen Erfahrungen kann ich ganz klar sagen:
Für mich kommt eine Impfung auf keinen Fall in Frage! Da möchte ich mich jetzt auch einmal bei den zuständigen Behörden, Ärzten und allen Verantwortlichen bedanken! So eine Beweislage auf dem Tisch liegen zu haben, führt aber auf der anderen Seite zur Unverständlichkeit darüber, dass die Situation immer noch so ist! Versuche, die Beweise an die Öffentlichkeit zu tragen, wurden bisher verunmöglicht! Ab und an mal ein kritischer Zeitungsartikel, eine Radiosendung oder manche Ärzte, die auch schon nachdenklich geworden sind, sind leider noch zu wenig, um das Impfen und damit automatisch den Großteil der Schulmedizin zu überwinden!

Leider ist es so, dass fast niemandem wirklich bewusst ist, dass letztendlich die Verantwortung immer bei uns selbst liegt. Kaum einer verlässt sich auf seine Intuition oder auf sein Gefühl für Logik und Realität. Es sieht fast so aus, als würden die Menschen mit dem Betreten einer Arztpraxis auch Ihren Verstand an der Garderobe abgeben. Als ich selber noch daran geglaubt habe, Ärzte könnten mir helfen, der Impfthematik auf den Grund zu gehen und mir meine Fragen beantworten, wurde mir immer klarer, dass die Verantwortlichen in einer Scheinwelt leben! Entweder sind die meisten selbst manipuliert oder Sie geben Ihren Verstand ab und lassen sich aus finanziellen Gründen zu solch einem Handeln und Denken verleiten. Ich denke, dass es ganz wichtig ist, uns darüber klar zu werden, dass es keinen Sinn macht, über Aufklärung und Beratungen Sicherheit zu bekommen. Sicherheit bekomme ich nur dadurch, wenn ich verstehe, was „Leben" bedeutet und wie Krankheit zu verstehen ist. Wenn mich eine Mutter um Rat bittet, kann ich gerne meine Erfahrung weitergeben, aber immer mit der Aufforderung, sich erst mit der Neuen Medizin zu befassen, damit Sie als ersten Schritt aus dem Angstdenken befreit wird. Das halte ich für besonders wichtig.

Instinktiv wissen die meisten Mütter, dass das Impfen nicht das hält, was es verspricht, aber die Angst vor Krankheit ist meist zu groß, um damit umgehen zu

können! Bei mir hat das ja auch gedauert. Ich konnte nicht von heute auf morgen umdenken. Das ist ein Prozess, eine Entwicklung! Heute kann ich sagen, und das zeigt auch die Erfahrung mit meinen Kindern, dass Krankheit als Reinigung und Heilung zu verstehen und zu sehen ist.
Der nächste wichtige Punkt ist, Ihnen aufzuzeigen, was sich die Verantwortlichen alles einfallen lassen, um sich aus der Affäre zu ziehen. Beginnen möchte ich mit dem einen, für mich einschneidenden Datum: dem 23.10.2001! Die Landesregierung für Oberösterreich startete den Versuch, mit einer sogenannten Podiumsdiskussion die interessierte und impfkritische Elternschaft hinters Licht zu führen. Dass dann genau das Gegenteil passierte, war vorhersehbar! Die sogenannten Experten waren mit der Situation derart überfordert, dass im Zuge der Diskussion sogar zugegeben wurde, dass sie vom Impfen nichts verstehen. Das wurde vom PGA (Prophylaktische Gesundheitsarbeit) auf CD mitgeschnitten. Für jeden überprüfbar.

Prof. Dr. Stemberger, Leiter des Instituts für Reise u. Tropenmedizin in Wien und selbst Impfstoffhersteller, hat das ganz treffend formuliert. So seine Worte: "Wir glauben auf dem richtigen Weg zu sein, aber ich gebe es ja zu, Impfen ist ein kindischer Versuch mit den Infektionskrankheiten fertig zu werden, wir verstehen es noch nicht besser, wir tun es halt!" Damit wird Impfung gerechtfertigt. Außerdem bedankte er sich bei den in der Öffentlichkeit bekannten (oberflächlichen) Impfkritikern, weil die dafür sorgen, dass jedes Jahr immer mehr Impfstoffe verkauft werden, da die sog. Impfkritiker die Impfstoffhersteller auf Fehler und Schwächen in der Argumentation aufmerksam machen!!! Als ich Prof. Dr. Stemberger persönlich darauf ansprach, dass selbst das Robert-Koch-Institut keine Beweise für das Masern-Virus nennen konnte, sicherte er mir zu, mir den Beweis für das Masern-Virus zu liefern. Mein Fax ging am nächsten Tag an Prof. Dr. Stemberger. Seine Antwort kam prompt, nämlich: Ein Verweis auf zwei Bücher, in denen keine Beweise zu finden waren und mit „unfreundlichen Grüßen" wurde ich abserviert. Es war ihm ziemlich peinlich, so eine Frage gestellt zu bekommen.

Ebenfalls anwesend auf der Veranstaltung am 23.10.2001 war Frau Dr. Magnet, zuständig für „Impfen" in der Landessanitätsdirektion Linz. Sie stellte einfach nur den österreichischen Impfplan vor, obwohl der Redner vor ihr schon klar und deutlich benannt hatte, dass es keinerlei Beweise gibt, die für das Impfen sprechen könnten und dass das Impfen wegen des Quecksilbers und/oder des Aluminiums in allen Impfstoffen nur schadet und die Menschheit langsam aber sicher zerstört. Dass sie sich mit ihren Erläuterungen selbst ins Aus stellte, war Ihr zu dem Zeitpunkt wohl selbst noch nicht klar. Ich rief Frau Dr. Magnet am nächsten Tag an, um einige offene Fragen zu klären. Dabei kristallisierte sich heraus, dass sie auf mehr Unterstützung von Dr. Stemberger gehofft hatte. Von dem kam aber nichts mehr, als der wohl kompetenteste der sechs Redner den Prof. Stemberger, öffentlich, eher als einen Fall für die Kriminalpolizei und Staatsanwaltschaft, als

einen Fall für die Psychiatrie diagnostizierte.
Eine Anfrage an Frau Dr. Magnet zum Thema Pocken und Ihre Stellungnahme dazu lautet: „Elektronenoptische Untersuchungen sind angesichts der Tatsache, dass sich andere diagnostische Methoden rasant entwickelt haben, sehr in den Hintergrund getreten; es ist technisch sehr schwer, Viren sichtbar zu machen, da sie unendlich klein sind und mit dem Elektronenmikroskop nur ein virtuelles Bild erzeugt werden kann. Das soll heißen, man muss Viren nicht immer sehen, um zu wissen, dass sie da sind."
Also, ich dachte immer, um einen Impfstoff herzustellen, muss ich zuvor genau wissen was ich in den Impfstoff hineingebe. Aber wenn die nicht unbedingt einen Virus sehen müssen, um aus diesen Viren auch einen Impfstoff herzustellen, frage ich mich: Was ist denn da drin in dem Impfstoff? Da kann ich dann nur Dr. Stemberger wieder recht geben – „Ein kindischer Versuch!" – und bedauernswerter Weise auf Kosten unserer Kinder!!

Frau Dr. Silvia Stöger, Gesundheitslandesrätin für Oberösterreich, äußert sich auf eine schriftliche Anfrage von Herrn Gunter Trübswasser, Abgeordneter der Grünen, wie folgt:
„Erst durch die Elektronenmikroskopie ist es möglich geworden, Viren zu sehen und zu fotografieren, und Beweisliteratur zu benennen ist ein Fass ohne Boden. Literatur über Viren und Impfungen kann ganze Bibliotheken füllen!"
Frau Dr. Stöger sagt also: „Viren sind im Elektronenmikroskop zu sehen." Fr. Dr. Magnet sagt: „Es ist sehr schwierig, Viren sichtbar zu machen!" Was jetzt?? Die gleiche Frage an zwei verschiedenen Menschen – Resultat: Zwei unterschiedliche Antworten!

Als ich Fr. Dr. Stöger persönlich in einem Schreiben um Beweisliteratur bat, verwies Sie mich an die Informationsvermittlungsstelle der Zentralbibliothek für Medizin. Von da habe ich auch eine Menge komischer Hinweise erhalten, aber in der Tat keine Beweise, dass Viren tatsächlich wissenschaftlich nachgewiesen wurden und Auslöser verschiedenster Krankheiten sind. Dabei wollte ich lediglich eine Publikation, in der die Isolation, biochemische Charakterisierung und das elektronenmikroskopische Foto eines Virus nachgewiesen wurde. Ich wollte nur eine einzige wissenschaftliche Veröffentlichung, in der publiziert, das heißt belegt und damit nachvollziehbar gemacht wurde, dass das Virus in einem Menschen nachgewiesen worden ist und auch z.B. Masern auslöst. Solche Beweise, die Impfen rechtfertigen würden, sind bis zum heutigen Tag nicht geliefert worden, und ich bin mir auch in der Zwischenzeit ganz sicher: Diese Beweise gibt es nicht.

Dr. Josef Pühringer, Landeshauptmann von Oberösterreich (OÖ), zitiert Gesundheitslandesrätin Dr. Silvia Stöger, die ihm bei der Beantwortung meiner Fragen zur Seite stand. Zu Tetanus: „Bei Tetanus handelt es sich um eine seit langem bekannte Erkrankung, welche durch giftige Stoffwechselprodukte (=Toxin) von

Tetanusbakterien hervorgerufen wird. Besonders gefährlich sind Verletzungen, bei denen sich Bakterien unter Luftabschluss entwickeln können, so z.B. bei Stichverletzungen, auch wenn es sich dabei um Bagatellverletzungen wie Dornenstiche handelt."
Hier dokumentiert die Landesregierung das Wissen, dass Bakterien unter Sauerstoffabschluss Gifte produzieren können, so z.B. in Leichen oder in luftdicht verschlossenen Behältern. Allerdings habe ich noch nie gehört, dass unter der Haut eine sauerstofffreie Zone existieren kann. Alle unsere Zellen sind mit Sauerstoff versorgt und jeder weiß, dass wir auch durch die Haut atmen.

Zu Polio erklärt Frau Dr. Stöger: „Durch die Einführung der Impfung im Jahre 1960 ist die Kinderlähmung innerhalb von 2 – 3 Jahren gänzlich aus Österreich verschwunden."
Natürlich. Es wurde ja auch mit Einführung der Impfung die Definition von Polio drastisch verändert. Plötzlich wurden nur noch Fälle als „Polio" definiert und erfasst, die eine Lähmung von mind. 60 Tage zeigten und nicht wie vor Einführung der Impfung nur eine Lähmung von mindestens einem Tag voraussetzten. Aber ob es früher eine andere oder überhaupt eine genaue Definition von Polio gab, ist Frau Dr. Stöger nicht bekannt!

Das Bundesministerium für soziale Sicherheit und Generation äußert sich wie folgt: „Grundsätzlich ist zu betonen, dass Impfungen zu den wichtigsten und wirksamsten Präventivmaßnahmen gehören, die der Medizin zur Verfügung stehen."
Na, das haben wir schon gehört: „Ein kindischer Versuch, mit den Infektionskrankheiten fertig zu werden!!!" *Wichtig und wirksam!?!*

Das war jetzt nur ein geringer Teil von Antworten, die ich für Sie herangezogen habe. Als mir dann klar wurde, dass die Ärzteschaft keinen nachvollziehbaren Ansatz für die Beantwortung der Fragen erbringen konnte, wandte ich mich an die nächst höhere Instanz. Bundeskanzler Dr. Schüssel bedankt sich für mein Schreiben, und erklärt: „Wir gehen von einem Menschenbild aus, das den Menschen als Patient in den Mittelpunkt stellt. Deshalb bekennen wir uns zum selbstbestimmten Patienten, einforderbare Patientenrechte und Mitbestimmung des Patienten in der Gesundheitsvorsorge. Wir treten für eine Verstärkung der Vorsorgemedizin und eine Aktivierung der Eigenverantwortung der Menschen ein."
Hauptsächlich Antworten, die mich an das Bundesministerium für soziale Sicherheit und Generation weiterleiten. So auch die österreichische Präsidentschaftskanzlei, das Justizministerium und jede „verfügbare Partei". Auch die Zusagen bei einem persönlichen Gespräch mit Prof. Albrecht Konecny, Internationaler Sekretär der SPÖ, wurde durch Prof. Konecny nicht im Ansatz erfüllt! Er versprach bei diesem Gespräch, der Thematik auf den Grund zu gehen. Nichts! Bis heute keine Reaktion.

Es war Zeit für mich, eine Beschwerde einzureichen, und zwar an die Volksanwaltschaft Wien. Laut Bundesverfassungsgesetz Art. 148a (1) hat jeder das Recht sich zu beschweren. Also nahm ich mein Recht als Bürgerin wahr und reichte eine Beschwerde ein.
Ich beschwerte mich darüber, dass Impfempfehlungen ausgesprochen und durchgeführt werden, denen es grundlegend am Erregernachweis mangelt, und zwar bei allen empfohlenen Impfungen, die als Schutz vor viralen Erkrankungen behauptet werden.
Antwort: Die Volksanwaltschaft ist bei dieser Prüftätigkeit eine Art „Hilfsorgan" des Nationalrates. Nach dem dritten Antwortschreiben teilte mir die Volksanwaltschaft mit, dass für die Erteilung von Impfempfehlungen das Bundsministerium zuständig ist. Natürlich verfasste ich auch noch ein Schreiben an den Nationalrat, Dr. Heinz Fischer (heute ist er Bundespräsident von Österreich), und brachte noch einmal mein Entsetzten zum Ausdruck, dass die Menschen, die sich in unserer Politik so wichtig machen, bisher keinen Finger in der Impfthematik gerührt haben und letztendlich selber nicht mehr wissen, an welche Station sie mich noch verweisen sollten. Das ist unsere so genannte Gesundheitspolitik: Kein Interesse an unserer Gesundheit! Kein Interesse an der Menschheit! Kein Interesse, derartig bewusste und absichtliche Manipulationen an der Bevölkerung ernst zu nehmen und dagegen zu handeln.

Ich persönlich bezeichne das als Bevölkerungskontrolle, und wenn wir nicht endlich anfangen die Situation zu ändern, dann denke ich, wird das für die zukünftige Generation noch schlimmer und gefährlicher werden denn je. Meinen Einsatz sehe ich darin, jedes Detail zu überprüfen, meine Rechte als Bürgerin wahrzunehmen, und ganz einfach das Gesetz einzufordern, das ganz klar definiert ist.

Impfschaden: Als Impfschaden bezeichnet man eine bleibende gesundheitliche Schädigung, die durch eine Impfung hervorgerufen wird. Im allgemeinen wird ein Impfschaden nicht unmittelbar nach der Impfung festgestellt, sondern kann auch noch nach Wochen, Monaten oder sogar Jahren auftreten, da die geimpften Gifte dauernd im Körper wirken.
Auf eine Anfrage von der Grünen Partei an Gesundheitslandesrätin Frau Dr. Stöger, wie viele Impfzwischenfälle und bei welchen Arten von Impfungen in den vergangenen Jahren in Oberösterreich aufgetreten bzw. dokumentiert worden sind, kam als Antwort:
„Zu Impfzwischenfällen in Oberösterreich liegen keine Unterlagen auf, da diese vom Land nicht gesammelt werden. Genaue Informationen gibt es beim Bundesministerium für soziale Sicherheit und Generation, Abt. Arzneimittelüberwachung."
Also Impfzwischenfälle werden vom Land nicht gesammelt! Dafür interessiert sich die Landesregierung nicht. Dazu wäre zu sagen, dass auch eine gesetzliche Meldepflicht zu Impfzwischenfällen besteht. Laut § 75 des Arzneimittelgesetztes besteht gesetzliche Meldepflicht für alle Arzneimittelzwischenfälle!

Erschreckenderweise gibt es auch Ärzte die behaupten, dass es keine Impfschäden gäbe. Dr. Sedlak, Impfreferent der Ärztekammer für Oberösterreich, traute sich das auch noch in einer öffentlichen Radio-Sendung auf „Life Radio“ zu sagen, wörtlich: „Es gibt keinen Schaden an einer Impfung.“ Als ich das gehört habe, konnte ich mich nicht halten, und habe ihn in einem Brief gefragt, ob er das wirklich auch glaubt, oder ob er die Abgeordneten, die in Österreich ein Gesetz zur Impfschadensregelung verabschieden, für bescheuert hält!? Eine Antwort habe ich bis heute nicht erhalten.

Das Erstaunlichste an den gesammelten Antworten ist, dass sich nicht einmal die Mediziner untereinander einig sind, was die Thematik betrifft. Klare Fragen, unterschiedliche Antworten. Hinterfragt man auch noch die Antworten, dann sind die, die die Antworten gaben, total überfordert. Irgendwann fangen Sie dann an, auf andere Institutionen zu verweisen, die wiederum wieder auf andere Stellen verweisen, usw. ... . Mittlerweile ist es so, dass ich keine Antworten mehr bekomme! Was mich aber nicht daran hindert, weiterzufragen! Entweder unter anderem Namen, was ich natürlich vorher mit denjenigen abspreche, deren Name ich nutze, und dann kommt auf einmal wieder die ein oder andere Irreführung. Oder ich nehme ganz einfach mein Telefon und rufe zum Beispiel Frau Dr. Magnet an, oder im Büro von Frau Dr. Stöger, Dr. Pühringer etc… Ob es was bringt? Ja, denn ich weiß es: Frau Dr. Stöger z.B. beschwerte sich auf einer öffentlichen Veranstaltung, dass sie einen riesigen Stapel von Anfragen zu beantworten hätte und deswegen nicht mehr zum Arbeiten käme. Da ich aber auch wusste, dass zu diesem Zeitpunkt nur sehr wenige Menschen anfragten, ist mir klar geworden, dass eine Anfrage wie Tausende wirkt, da ein Gesundheitsfunktionär wohl noch nie nach Beweisen seines Tuns gefragt wurde. Und mir ist klar geworden, dass Frau Stöger wohl nichts zu tun hat, wenn sie behauptet, dass sie nicht zum Arbeiten käme! Im Moment bin ich dran, die Schulimpfungen aufgrund der gesetzlichen Aufklärungspflicht zu überprüfen! Dazu gehört natürlich auch, die Bundesministerin Elisabeth Gehrer zu informieren, um sie so zum Handeln zu bringen, dass bei den Schulimpfungen die gesetzliche Aufklärungspflicht niemals wahrgenommen werden kann!

Der nächste Schritt wird gerade ausgearbeitet! Ich bin auch für jede Anregung oder Idee dankbar, die zur Überwindung des Impfens beitragen könnten! Zwei Menschen, wenn sie angstfrei denken, denken besser als einer! Mehrere noch besser - das nenne ich Spiritualität.

1.3 Was hat Impfen mit Wissenschaft zu tun?

Karin Wolfinger

Dies ist eine Frage, die eigentlich nicht gestellt werden dürfte, wenn alles mit dem Impfen seine Richtigkeit hat, wie es immer noch behauptet wird. In den letzten vier Jahren wurde genau diese Behauptung überprüft, vorwiegend von Eltern, die für Ihre Kinder die Sicherheit haben wollen, die auch behauptet wird! Nicht nur in Österreich, sondern auch in Deutschland und in Südtirol, erfolgte diese Überprüfung durch fragende Bürger. Es wurde das Thema Impfen intensiv hinterfragt, ein Bereich, in dem sehr viele in der Annahme leben, dass hier alles seine Richtigkeit hat. Die werden schon wissen was sie tun! Schließlich wurden ja viele Krankheiten auch ausgerottet: Durch die Impfung, behauptet man!!!

Das dem nicht so ist, zeigen zum Beispiel auch die eindeutigen Recherchen von Dr. Buchwald (siehe Kapitel 2.3). Dr. Buchwald zeigt anhand der offiziellen Statistiken auf, dass bei allen Krankheiten, wie zum Beispiel bei den Masern, die Krankheit schon lange vor Einführung der Impfung auf das Niveau von heute zurückgegangen war, um hier nur ein Beispiel zu nennen!

Es ist allerdings zum besseren und schnelleren Verstehen sehr wichtig, zum Ursprung der Impfgeschichte zurückzugehen! Der Erfinder der heutigen Form des Impfens, Edward Jenner (1749-1823), führte 1790 die erste Pockenimpfung durch, die Anfang des 19. Jahrhunderts aufgrund der Giftwirkungen und bleibenden Schädigungen der Menschen in England verboten wurde!
Louis Pasteur wirkte Mitte des 19. Jht. Er legte einen Grundstein, der heute die Medizin bestimmt. Ihm ist es zu „verdanken", dass es seit dieser Zeit grausamste Tierversuche gibt, die in der Medizin als die Grundlage für Beweise gelten!
Der Landarzt Robert Koch fotografierte 1882 Bakterien und behauptete, da die Fotografie damals neu und revolutionär war, diese Bakterien als Erreger von Tuberkulose! Koch vermehrte Bakterien und spritzte irrsinnig große Mengen davon in alle möglichen Tiere, die selbstverständlich darauf hin erkrankten und starben! Seither sind Kochs abscheuliche Versuche die beliebteste Methode, durch Tierexperimente die Krankheitstheorie zu „beweisen", was jeder Mensch sofort durchschauen kann, wenn er nur überprüft, was denn überhaupt gemacht wurde und immer noch gemacht wird! Tierversuche „irrsinnig", Beweise „keine." Dies zeigten damals viele Ärzte, die noch dem Menschen und der Wissenschaft verpflichtet waren, durch berühmte Selbstversuche, die aufmerksam machten, dass die Theorie, der zufolge Viren und Bakterien krank machen, nicht stimmt! Sie tranken und rieben sich mit den sogenannten krankmachenden Bakterien ein - und erkrankten nicht!!!

(Mehr dazu im Buch der engagierten Mutter Veronika Widmer „Impfen – Eine Entscheidung die Eltern treffen“, in dem sie die ganze Geschichte des Impfens aufzeigt und welches alle Mediziner und Infektologen bloßstellt, die behaupten, dass Impfen schützt und nützt; ebenso ihre Broschüren, die Info-Hefte des klein-klein-verlags.)

Pasteurs und Kochs Entdeckungen oder Irreführungen liefern noch heute die Rechtfertigungen für das Impfen! Und diese stammen aus dem 19. Jahrhundert und gehen, wie Dr. Stefan Lanka dargestellt hat, auf eine tausendjährige Irreführung und Angsterzeugung zurück! Dazu gibt es ein Video im klein-klein-Verlag von Dr. Stefan Lanka und Karl Krafeld, in dem allgemeinverständlich die Impfthematik, und vor allen Dingen auch die geschichtlichen Zusammenhänge, dargestellt werden!

Aber jetzt zur heutigen Zeit: Der wissenschaftliche Beweis, dass Mikroben Krankheiten verursachen, konnte damals nicht erbracht werde, und deshalb ist auch zu erklären, warum es den medizinischen Institutionen nicht möglich ist, Beweise zu erbringen, die Impfen rechtfertigen und zeigen würden, das Impfen schützt und nicht schadet!

Impfen beruht auf wilden Hypothesen, Meinungen, (Aber-)Glaube und vor allem staatlicher Irreführung. Impfen beruht auf keiner wissenschaftlichen Grundlage, die beweist, dass Impfen schützt und nicht schadet! Wir lassen unsere Kinder im guten Glauben und im Vertrauen auf die Schulmedizin impfen, ohne zu hinterfragen! Wird hinterfragt, müssen wir schmerzlich feststellen, dass es keine Grundlage gibt, sondern nur Irreführungen! Und zusätzlich müssen jetzt auch noch Mütter ihre Kinder impfen lassen, um den Mutter-Kind-Zuschuss des Landes Oberösterreich in Anspruch nehmen zu können! Das ist ein indirekter Impfzwang, durch die Hintertür! Südtirol ist da schon ehrlicher: Da gibt es für Kinder bis 14 Jahre, wie im Osten und einigen offenen Diktaturen, einen brutalen Impfzwang, aus dem sich wohlhabende Eltern offiziell freikaufen können.

Es ist schon erstaunlich, dass die wissenschaftliche Welt, unsere Regierungen, die Parlamente und die Gesundheitsbehörden diesen Wahnsinn so belassen! Auf Kosten unserer Gesundheit! Noch dazu wo sehr viele Experten, Wissenschaftler und auch Ärzte wissen, dass Viren und Bakterien nicht die Ursache von Krankheiten sind, dass die behaupteten Viren nie nachgewiesen wurden, und Bakterien nur Begleiterscheinung von den sog. Infektionskrankheiten sind!!

Was wird beim Thema „Impfen“ von der Wissenschaft, von den Regierungen, den Parlamenten und den Gesundheitsbehörden verlangt? Eigentlich nur das, was gesetzlich festgelegt ist. Nämlich: das Vorhandensein des Beweises, dass die Krankheit gegen die geimpft wird, auch tatsächlich nachweislich durch den behaupteten Krankheitserreger verursacht wird! Und dies entsprechend auf dem jeweiligen Stand der medizinischen und epidemiologischen Wissenschaft und Technik! Wissenschaft muss die Grundanforderung der Überprüfbarkeit und Nachvollziehbarkeit erfüllen! Wenn aber schon kein einziges Stück Papier existiert, auf dem eine solche Behauptung aufgestellt und belegt wird, dann kann und muss man mit Fug und Recht behaupten, dass es solch einen wissenschaftlichen Beweis nicht gibt! Für alle Impfungen!!!

Eine Schutzimpfung nach dem Gesetz (und der Logik) setzt eine tatsächliche, nachweislich durch eine Mikrobe (Virus, Bakterium) übertragbare Krankheit voraus. Dass dies bei behaupteten Viruserkrankungen erst ab der Erfindung des Elektronenmikroskops im Jahre 1931 möglich war, interessiert die meisten, unwissenden gläubigen Ärzte nicht! In Antworten auf Anfragen wird dann zum Beispiel behauptet, dass das Polio-Virus im Jahre 1908 eindeutig nachgewiesen wurde! 23 Jahre vor Erfindung des Elektronenmikroskopes!? Eine Fülle an Informationen, die endlich meine Fragerei beenden sollte, bekam ich von der Informationsvermittlungsstelle der Österreichischen Zentralbibliothek für Medizin! Frau Dr. Stöger hat mich dorthin verwiesen! Ich habe die zugesandten Antworten überprüft, mit dem Ergebnis, dass mit dieser Antwort das Wissen der Zuständigen bewiesen ist, dass eben nichts bewiesen ist! Darin gab es viele Hinweise auf Lehrbücher, aber nirgendwo selbst einmal die Behauptung, dass ein Masern oder Hep-B Virus als existent bewiesen wurde, d.h. in einem Menschen nachgewiesen, isoliert, fotografiert und biochemisch charakterisiert wurde. Keine wissenschaftlichen Arbeiten, keinerlei Beweise wurden mir von der Zentralbibliothek zugänglich gemacht! Nur „Leerbücher" für gläubige Medizinstudenten.

Unglaublich ist, dass immer noch versucht wird, mit derartig irreführenden Antworten, wie die Gesundheitslandesrätin für Oberösterreich Frau Dr. Stöger sie schreibt, einen Betrug zu sichern, der zwar nur einen geringen Vermögensschaden, aber schwerste Gesundheitsschäden, insbesondere bei Kindern verursachen kann und tatsächlich verursacht. Von den nicht sichtbaren Schäden in den Zellen, die sich vererben, einmal ganz zu schweigen. Ich möchte jedem ans Herz legen, das alles auch selbst zu überprüfen, indem an die Zuständigen die Frage nach Beweisen gestellt wird. Ansonsten entsteht durch mich wieder eine andere Unsicherheit, die auch Angst erzeugen kann!

„Angst" ist ein schlechter Ratgeber, auch im Umgang mit Kindern. „Sorgfalt" ist ein besserer Ratgeber. Auch das Gesetz verlangt von den Eltern die Erfüllung der Sorgfaltspflicht.

„Es ist leichter eine schon hundertmal gehörte Lüge zu glauben,
als eine zum ersten Mal gehörte Wahrheit!"

(Albert Einstein)

1.4 Risiko-Nutzen!?

Karin Wolfinger

„Ein positiv denkender Mensch weigert sich nicht, das Negative zur Kenntnis zu nehmen. Er weigert sich lediglich, sich ihm zu unterwerfen.“

Dass Risiken bei Impfungen bestehen, ist allen klar. Nebenbei geht der gläubige Bürger davon aus, dass Impfungen auch Nutzen haben sollten. Welchen? Zum Beispiel: „Impfen schützt die Gesundheit!“, „Impfungen sind die effektivsten Maßnahmen der Vorsorgemedizin“, „Eine hohe Durchimpfungsrate schützt nicht nur den einzelnen, sondern die gesamte Bevölkerung durch Unterbrechung der Infektionskette“, „Impfungen geben dem Körper die Information, bestimmte Antikörper gegen Krankheit zu erzeugen, also immun gegen ansteckende und gefährliche Krankheiten zu werden“ usw. ... . Das geht alles aus Antworten von den Verantwortlichen hervor. Mit diesen Behauptungen wird das Impfen aufrechterhalten und gerechtfertigt.

Umfangreiche Studien beweisen dies, heißt es oder wird behauptet. Beispielsweise eine Auskunft von der Ärztekammer in der Steiermark: „Der Nutzen und die Wirksamkeit von Impfungen kann unter anderem durch epidemiologische Daten belegt werden!“ Dass auch diese Daten niemals belegt werden konnten, hat einen Grund. Da möchte ich mich jetzt auf einen Artikel aus dem deutschen Bundesgesundheitsblatt vom April 2002 berufen. Für jedermann kontrollierbar! Die Überschrift dieses Artikels lautet: „Risiko des Impfens und das noch größere Risiko, nicht geimpft zu sein.“ Verfasst wurde der Artikel von Prof. Dr. Sieghart Dittmann, Stellvertretender Vorsitzender der Ständigen Impfkommission (STIKO) beim Robert-Koch-Institut (RKI). Auf S. 319 steht in dem Artikel:

„Als Ursachen für die Wissenslücken nannten die Expertenkomitees:

1. fehlendes Verständnis der einer Impffolge zu Grunde liegenden biologischen Abläufe.
2. ungenügend oder widersprüchliche Fallberichte und Studienergebnisse.
3. ungenügender Umfang oder zu kurzer Nachbeobachtungszeitraum bei vielen epidemiologischen Studien.
4. begrenzte Aussagekraft bestehender Surveillancesysteme hinsichtlich Kausalität.
5. im Verhältnis zur Anzahl epidemiologischer Studien werden viel zu wenig experimentelle Studien durchgeführt.“

Also zusammengefasst:
Keinem verantwortlichen Gesundheitsexperten ist bekannt, wie unser Körper auf Impfung reagiert, was eine Impfung auslöst oder welche biologischen Abläufe als Folge der Impfung im Körper stattfinden. Es werden keine oder zu wenig Studien durchgeführt. Die gesammelten Daten der Wissenschaft haben keine Aussagekraft, weil ungenügend oder widersprüchliche Fallberichte und Studienergebnisse vorliegen! Es werden zu wenige Studien durchgeführt, um die Risiken einer Impfung zu erfassen!

Sollte nicht von den Gesundheitsbehörden abverlangt werden, den Nutzen von Impfung zu sichern? Warum streben die Verantwortlichen nicht an, dass unser Gesundheitssystem auch tatsächlich funktioniert? Soll unser Gesundheitssystem uns krank machen?

Das ist der Wissenstand, die Wissenslücken und die daraus erfolgte Schlussfolgerung. Aber die Behauptung, dass der Nutzen von Impfungen ganz klar bewiesen ist, dieses Lügengebäude wird nach wie vor aufrecht erhalten. Spätestens jetzt sollte jedem einzelnen klar werden, dass Impfungen auf Grund von Versuchen und Experimenten stattfinden, die keine wissenschaftliche Grundlage haben. Ich nenne dies eine absichtliche Irreführung auf Grund verheimlichter und vorgelogener Tatsachen. Recht und Gesetz dagegen verlangen Tatsachen und Wahrheit. Dass mittlerweile die Verantwortlichen wissen, dass sie über Impfen nichts wissen, außer das Impfen schadet, ist so sicher wie das Amen im Gebet.

Was aber aus einer Anfrage an Frau Dr. Stöger hervorgeht, ist fast nicht zu glauben. Frau Dr. Stöger verweist ausgerechnet auf den Artikel aus dem Bundesgesundheitsblatt der STIKO! Prof. Dittmann hat laut Fr. Dr. Stöger eine seriöse Arbeit geleistet. „Aber natürlich sei es auch nötig solche seriösen Arbeiten kritisch zu hinterfragen, weil dadurch auch Denkanstöße für weitere Verbesserungen gegeben werden!“ so Dr. Stöger!

Dr. Pjeta, ehemaliger Ärztekammerpräsident in Oberösterreich und für ganz Österreich, fordert die Bevölkerung in einem Leserbrief auf, sich eine eigene Meinung zu bilden. Ich frage mich schon seit längerer Zeit, ob es darum geht, Sicherheit zu bekommen, nämlich von den Menschen, die sich erlauben mit einem Dr.-Titel zu hantieren, von denen automatisch angenommen wird, dass sie allwissend sind, oder ich aufgefordert werde, Mediziner über Tatsachen aufzuklären.

Dr. Hartl, Ärztekammer Salzburg, hat dazu auch eine Meinung. Nämlich die, dass er glaubt nicht beweispflichtig zu sein, und ich mir die geforderten Beweise aus den Fachzeitschriften besorgen sollte. Aber er bedankt sich bei mir für meine ausführliche und lange Darstellung zum Thema Impfen, das für Dr. Hart ganz klar eine einzigartige und vor allem, im Sinne der Infektionsepidemiologie (Infektionsmythologie?) eine sich selbsterklärende Beweisführung sei.

Frau Prof. Dr. Holzmann, Institut für Virologie Wien, traut mir sogar zu, dass ich meine Fragen beantwortet finde, wenn ich die Literatur studiere, die Sie mir nennt und die ich mir übers Internet aber auch leicht besorgen kann. Finde ich klasse. Also noch einmal zusammenfassend:
Ich bin als nicht-studierte Mutter in der Lage, Fragen zu beantworten, die die Mediziner nicht beantworten wollen oder ganz einfach nicht können. Ich als nicht-studierte Mutter werde aufgefordert, mir die Antworten selbst zu besorgen. Ich muss mir meine eigene Meinung bilden, um entscheiden zu können!

Noch einmal zurück zum Robert-Koch-Institut. Dem Institut in Deutschland, das im Auftrag der Regierung wichtige Aufgaben im deutschen Gesundheitswesen zu erfüllen hat, z.B. die Gentechnik zu überwachen, Impfempfehlungen zu erstellen und „alte und neue Krankheitserreger" zu erforschen.
Dr. Gernot Rasch antwortet auf die Beweislage zur Risiko-Nutzen-Analyse: ``Der Begriff Risikoanalyse ist uns nicht klar. Die Angaben zu möglichen Nebenwirkungen der einzelnen Impfstoffe sind detailliert in den Fachinformationen und Beipackzetteln zu finden`` Dies schrieb Dr. Rasch (STIKO/RKI) am 23.10.2002. Nach einer weiteren Anfrage, konkret zur FSME Impfung, antwortet Dr. Rasch zum Thema Risiko-Nutzen-Analyse mit Datum vom 22.4.2004, ``Nutzen-Risiko-Analysen bestehen nicht``. Im Grunde genommen wenigsten einmal ein ehrlicher Arzt. Ehrlichkeit sollte belohnt werden, und ich würde solche Experten mit einer lebenslänglichen Freistellung aus dem Medizinbereich belohnen! Meine Meinung darf ich ja Gott sei Dank **noch** äußern!

Was ist in den Impfstoffen enthalten?
Viren, tot oder lebendig, die im Körper scheinbar dafür sorgen sollen, dass „schützende Antikörper" gebildet werden, um die durch das behauptete Virus angeblich verursachte Krankheit zu verhindern! Konservierungsstoffe, damit der Impfstoff nicht schlecht wird! Und vor allem Hilfsstoffe, ohne die die behaupteten Viren, ob tot oder lebendig oder nur Teile davon, niemals eine sichtbare oder messbare Reaktion zu erzielen ist! Also: Die Wirkung, die der Impfstoff erzeugt, geht alleine auf die Wirkung der Hilfsstoffe und der sogenannten Konservierungsmittel zurück! Kein Wunder: Es sind allgemein bekannte Nerven-, Muskel- und Fortpflanzungsgifte! Kein Wunder: Krankmachende Viren gibt es nicht! Kein Wunder: Viren als tot oder lebendig zu behaupten ist so abstrus, wie lebende oder abgetötete Steine zu behaupten. Kein Wunder: „Hilfstoffe" müssen nicht deklariert, also nicht angegeben werden. Kein Wunder: Diese Hilfsstoffe werden bei der Impfaufklärung des Arztes und der Aufklärung durch Merkblätter, bei Impfschäden, in Impfschadensgutachten und besonders in Impfschadensprozessen schlichtweg geleugnet. Ist das eine kollektive Geistesschwäche aller Beteiligten?

Wenn Sie einen Beipackzettel bei der Hand haben, vorausgesetzt Sie haben auch schon mal einen bekommen, dann lesen Sie unter „Zusammensetzung", was alles im Impfstoff enthalten ist!

Aluminium: gebunden und gelöst in Körper- und Gewebeflüssigkeiten, ist das größte Ion aller Metalle. Reaktionen wie Verhärtungen, Fieber, Gleichgewichtsstörungen, Krämpfe, Muskelschwund, Unfruchtbarkeit, Lähmungen und plötzlicher Tod sind die Folge.
Formaldehyd: farbloses, giftiges und stechend riechende, flüchtige Flüssigkeit. Nachweislich krankheitsfördernd. In Holzspanplatten verboten, deshalb wurden auch vor ein paar Jahren die Möbel in sämtlichen Kindergärten ausgetauscht, aber in Impfungen ist Formaldehyd enthalten und erlaubt.
Antibiotika: (z.B. Neomycin) können allergische Schockreaktionen hervorrufen.
Und nicht zu vergessen:
Thiomersal und andere Quecksilberverbindungen: Dazu ist erst einmal zu sagen, dass mittlerweile in einigen Impfstoffen für Kinder kein Thiomersal mehr enthalten ist. (Dafür aber Aluminium oder andere „Hilfsstoffe“ wie z.B. Erdölderivate.) Das Thema wurde auch ganz groß in den Medien breitgetreten. In einem Zeitungsartikel stand geschrieben:
„Die Kritik der Impfgegner, wonach nervenschädigendes Quecksilber in den Impfstoffen enthalten sei, weist Fr. Dr. Magnet zurück: Kinder würden nur noch mit quecksilberfreien Impfstoff geimpft!“
Erstmals gibt eine Gesundheitsbehörde zu, dass früher nervenschädigendes Quecksilber in den Impfstoffen geduldet wurde. Eine Gesundheitsbehörde gesteht hiermit ihr Wissen ein, dass Quecksilber tatsächlich auch nervenschädigend ist. Und dann wird gelogen: „Kinder würden nur noch mit quecksilberfreien Impfstoff geimpft werden!“ Die Dreistigkeit dieser Lüge erkennt jeder, indem er einfach im Internet, auf der Homepage vom „Grünen Kreuz“, nachschaut.
Der Diphtherie-Tetanus und Tetanus Impfstoff z.B. enthalten immer noch Thiomersal, um nur wenige Beispiele zu nennen. Frau Dr. Magnet rechtfertigt das bei einem persönlichen Gespräch so: „Diese einzelnen Impfstoffe werden doch ganz selten verimpft!“ Dass dies auch noch gelogen ist, kann man leicht nachvollziehen! Erst letzte Woche wurde meine Nichte mit so einem Impfstoff geimpft! Und wenn Sie mit Ihrem Kind nach einer Verletzung ins Krankenhaus müssen, und Ihr Kind wird dann gegen Tetanus geimpft, wird ganz bestimmt nicht der thiomersalfreie, aber aluminiumhaltige, 6-fach Impfstoff verimpft.
Dr. Öhler, Ärztekammer Salzburg, behauptet in einem Schreiben vom 12. September 2002, dass das erwähnte Thiomersal seit Jahren bei Kinderimpfstoffen nicht mehr in Verwendung ist, da es durch geänderte Herstellungsverfahren nicht mehr benötigt wird.

Auf eine persönliche Frage, warum denn diese Zusatzstoffe im Impfstoff enthalten sein müssen, kam die Antwort : „Ohne diese Hilfsmittel gibt es keine messbare Reaktion!“
Das „Virus“ alleine geimpft, erwirkt also keine Reaktion! Ich dachte immer, dass der sogenannte Virus eine Reaktion hervorruft. Falsch! Es sind die als Hilfsmittel getarnten Zusatzstoffe! Und was die auslösen, habe ich Ihnen im Ansatz beschrieben!

Anmerkung:
Ein „Impfschaden“ ist als eine über das übliche Ausmaß einer Impfreaktion hinausgehende gesundheitliche Schädigung durch eine Schutzimpfung definiert. Wenn die Hauptursache die Hilfsmittel, die Zusatzstoffe (Quecksilber, Aluminium, u.a.) für die Impfreaktion sind, dann sind die Zusatzstoffe die Hauptursache für tatsächliche Impfschäden. Bisher werden in Impfschadensanerkennungsverfahren die Zusatzstoffe, die Hauptursache für Impfreaktionen und Impfschäden ignoriert. Auf dieser Grundlage weisen Gesundheitsbehörden und Ärzte stolz auf das geringe Risiko hin, auf die geringe Zahl der (anerkannten) Impfschäden.

1.5 Informiertes Impfen – Ärztliche Aufklärungspflicht vor Impfungen!

Karin Wolfinger

Aufgrund einer Impftagung wurde von der Salzburger Patientenvertretung offiziell über die ärztliche Aufklärungspflicht informiert. Stand dieser Information war der März 2002.
Als ich dieses Schreiben zum ersten Mal las, war mir sofort klar, dass das nicht funktionieren kann. Verstehen werden Sie es beim Durcharbeiten dieses Artikels. Würde es tatsächlich so laufen, gäbe es mit Sicherheit keine Impfungen mehr an Schulen, bei diversen Mutter-Kind Beratungen oder ähnlichen Massenabfertigungen! Da denke ich unter anderem an die Impfungen, die meine Tochter erhielt. Da war keine Zeit aufzuklären. Logisch, 15 Müttern die mit Ihren Kindern in der Schlange stehen, zu erklären welche Nebenwirkungen auftreten können, welche Risiken die Impfung mit sich bringt, geschweige denn eine intensive Untersuchung durchzuführen, ist nicht möglich. Ich habe noch von keiner Mutter gehört, die so intensiv aufgeklärt wurde, vor der Impfung, wie es Recht und Gesetz von den Ärzten verlangen. Ich habe auch von keiner Mutter gehört, dass ihr vor der Impfung der Beipackzettel ausgehändigt wurde.

Nach der Impfung ist es zu spät. Wenn der Impfstoff drin ist, ist er drin. Und dass im schlimmsten Fall mit tödlicher Nebenwirkung gerechnet werden muss, ist leider kein Scherz.
Erst am 3. April 2003 ging eine Meldung an alle Bezirkshauptmannschaften und Magistrate der Städte, dass sich ein Todesfall ereignet hat, der im zeitlichen Zusammenhang mit der Hexavac 6-fach Impfung steht. Und dass aufgrund der Erhebungen in Erfahrung gebracht wurde, dass in den letzten 2 Jahren bereits 4 Todesfälle im europäischen Raum gemeldet wurden.

"Die mit öffentlichen Schutzimpfungen betrauten Behörden und Impfärzte bzw. Impfärztinnen sind sofort von dieser notwendigen Maßnahme in Kenntnis zu setzen. Es wird in Erinnerung gerufen, dass aus gebotenem Anlass die Anamnese in Richtung familiäre oder eigene Krampfneigung mit der größten Sorgfalt zu erheben ist. Zusätzlich wäre auch bei der Nachbeobachtung der Kinder die Möglichkeit von Nebenwirkungen wie den oben beschriebenen genauestens im Auge zu behalten und entsprechend Meldung zu erstatten!"

Am 11. April 03 wurde das ganze wieder entkräftet:
„Die am 3. April 2003 verfügte Warnung betreffend die vorläufige Aussetzung der Verwendung von Sechsfachimpfstoffen bei Kleinkindern mit fami-

liärer oder eigener Krampfneigung ist nicht mehr gültig`` Das Bundesministerium für soziale Sicherheit und Generation erinnert an die Verpflichtung, Meldungen über beobachtete unerwünschte Wirkungen im Zusammenhang mit der Anwendung von Impfungen sowie auch von anderen Arzneimitteln bekannt zu geben!"

Wenn Sie jetzt denken, dass solche Schreiben an die Öffentlichkeit gelangen, dann irren Sie gewaltig! Das ist ein internes Schreiben an die Verantwortlichen! Würde das der Bevölkerung bekannt werden, und da bin ich mir sicher, ließe keine Mutter mehr ihr Kind mit diesem Impfstoff impfen. Und das wissen diese Leute natürlich!
Aber jetzt wieder zurück zum Anfang dieses Artikels, die ``Ärztliche Impfaufklärungspflicht!``
„Pflicht" - Gesetzlich geregelt!!! Das muss jedem klar sein, der vor der Entscheidung steht, seinem Kind Gifte implantieren zu lassen! Und ich nenne das absichtlich so, weil einige Ärzte das mittlerweile auch eingestanden haben! Das geht aus einem Artikel hervor, auf den ich später noch genauer eingehen werde.

Warum aufklären?
Weil jede ärztliche Tätigkeit, die mit Verletzung der körperlichen Integrität des Patienten verbunden ist, so die Rechtssprechung, als Körperverletzung zu werten ist, und somit vor dieser Einwilligung zur Impfung die Aufklärung, u.a. über Risiken, durch den Arzt abverlangt. Die Zustimmung der Eltern wird vorausgesetzt! Logisch! Die Frage ist doch, oder besser gesagt die Erfahrung zeigt, dass kaum ein Arzt diese Pflicht auch erfüllt! Ich habe noch keine Mutter kennen gelernt, deren Arzt sich an diese Aufklärungspflicht hält!

Worüber ist also genauestens aufzuklären?
1. Information über die Krankheit.
2. Information betreffend die therapeutischen Möglichkeiten und Alternativen.
3. Information über Behandlungsrisiken und Folgen!

Meine persönliche Anmerkung zu Punkt 1: Diesen Bereich der Aufklärung erhalten wir unter anderem doch durch die Medien!?

Bei Punkt 3 gibt es einen Zusatz :
„Zu unterscheiden sind dabei allgemeine Risiken; im Hinblick auf allgemeine Risiken muss nicht über alle nur erdenklichen nachteiligen Behandlungsfolgen aufgeklärt werden, sondern vielmehr über jene Risiken, bei denen anzunehmen ist, dass sie bei einem verständigen Patienten für dessen eigenverantwortliche Behandlungseinwilligung ins Gewicht fallen (Aufklärung im Großen und Ganzen). Ich würde meinen, so die Salzburger Patientenvertretung, dass hierzu die üblichen (normalen) Impfreaktionen zu zählen sind!"

„Typische Risiken, die Typizität ergibt sich nicht aus einer statistischen Komplikationshäufigkeit, sondern daraus, dass das Risiko `speziell´ dem geplanten Eingriff (Impfung) anhaftet und auch bei allergrößter Sorgfalt und fehlerfreier Durchführung nicht sicher zu vermeiden ist und den nicht informierten Patienten überrascht, weil er mit dieser Folge überhaupt nicht rechnet. Auch das typische Risiko muss von einiger Erheblichkeit sein, die Entscheidung des Patienten zu beeinflussen. Die Aufklärungsverpflichtung ist bei typischen Risiken verschärft.“

Als wichtigen Zusatz von der Salzburger Patientenvertretung halte ich noch: „Patientenaufklärung ist eine rein ärztliche Tätigkeit. Die Aufklärung muss durch den `Arzt mit dem notwendigen Fachwissen` erfolgen. Gefordert ist das mündliche Gespräch; **die alleinige Aufklärung durch ein Merkblatt ist nicht ausreichend!“**
Zufolge der höchstrichterlichen Rechtssprechung ist in Deutschland die Aufklärung mittels Merkblatt ausreichend, wenn der Arzt darüber hinaus anbietet, Fragen zu beantworten.
Erinnern wir uns doch einfach an die Schulimpfungen! Eine Woche vor Durchimpfung liegt ein Merkblatt in der Schultasche, dass wir als Eltern dadurch, in diesem Fall als Einzige, eine „Aufklärung“ erhalten haben, damit mit unserer Unterschrift der Impfarzt freie Bahn erteilt bekommt!

1. Im österreichischen Impfplan 2001 gibt es eine Auflistung. Einen der wichtigen Punkte zur Thematik wiedergeben und als Orientierung (meine Anmerkung: irgendwo muss sich der Arzt ja auch orientieren können?!) empfehlenswert:
    a. Informationen über den Nutzen der Impfung und über die zu verhütenden Krankheit
    b. Hinweise auf mögliche Nebenwirkungen und Komplikationen
    c. Erhebung der Anamnese und der Impfanamnese (Impfstatus), einschließlich der Befragung über das Vorliegen möglicher Allergien
    d. Feststellen der aktuellen Befindlichkeit zum Ausschluss akuter Erkrankungen (Impftauglichkeit)
    e. Empfehlungen über das Verhalten im Anschluss an die Impfung
    f. Aufklärung über Beginn und Dauer der Schutzwirkung
    g. Hinweise zu Auffrischungsimpfungen
    h. Dokumentation der Impfung (Chargennummer: § 51 Ärztegesetz)

Und als Abschluss noch einer kleiner Witz (Nicht von mir, sondern auch vermerkt auf dem offiziellen Schreiben der Salzburger Patientenvertretung):

„Anschließend möchte ich noch bemerken, dass die Aufklärung und auch die Dokumentation der Aufklärung nicht als lästige rechtliche Verpflichtung verstanden werden möge, sondern als Basis für eine `gute´ Arzt-Patienten-Beziehung.“

Mein Fazit:
Es wird höchste Zeit, dass wir verstehen, was für ein unglaublicher Wahnsinn da abläuft. Denn ich habe *noch* keinen Arzt kennen gelernt, der dieser Aufklärungspflicht nachgekommen ist!

Abschließend möchte ich mich bei der Salzburger Patientenvertretung für dieses Dokument bedanken, das ich mit 100%iger Sicherheit dafür verwenden werde, diesen Wahnsinn zu überwinden und mein Recht als Mutter und eigenverantwortlicher Bürgerin zu nutzen!

Risiko-Nutzen-Abwägung!
Mir ist das Risiko, das die Schulmedizin mit sich bringt, völlig klar. Die vorliegenden Beweise müssen genutzt werden, um aus der verbrecherischen Irreführungssituation heraus zu kommen! Bei der Entscheidung, ob man sich selbst oder seine Kinder einer absichtlichen Irreführung mit den möglichen schweren Folgen der Zerstörung der Gesundheit ausliefert, gibt es nichts abzuwägen. Vor jeder Abwägung muss die Frage nach den Tatsachenbeweisen stehen. Erfolglos bemühte ich mich, über drei Jahre lang, von den „Verantwortlichen“ die Beweise zugänglich gemacht zu bekommen, die das Spritzen von Giften (Impfen) rechtfertigen könnten.

Aus dem deutschen Ärzteblatt vom 27. Juni 1997, Heft 26, Thema „Aufklärungspflicht aus juristischer Sicht“:
„Aus juristischer Sicht sollte von Ärzten nicht verschwiegen werden, dass Impfungen keineswegs ein harmloser Eingriff in das Immunsystem sind. Auch Impfschäden sollten keineswegs a priori negiert werden. Ärzte sollten vielmehr Eltern in die Verantwortung für die Entscheiden „pro“ oder „contra“ Impfen mit einbeziehen. Es muss daher mit Nachdruck darauf hingewiesen werden, dass vor der Durchführung jeder Impfung oder Impfserie eine Aufklärungspflicht des Arztes besteht!“

1.6 Wer nicht impft, bekommt kein Geld! Zumindest in Oberösterreich!

Karin Wolfinger

Es gibt
- keinen Beweis, dass Impfen tatsächlich schützt und nicht schadet!
- nur Beweise, dass Impfungen mehr oder weniger schwer schädigen können!
- keine wissenschaftliche Grundlage, die Impfen rechtfertigt!
- kein Interesse an der Überprüfung, ob die ganzen Behauptungen auch der Wahrheit entsprechen!
- kein Interesse, sich an dem Ärztegesetz zu orientieren!
- kein Interesse, Impfschadenszwischenfälle ernst zu nehmen und auch zu publizieren!
- kein Interesse, die Ängste der Eltern nur im Ansatz zu verstehen!

Es gibt aber Grund (und Geld) genug für die Landesregierung von Oberösterreich, einen indirekten Impfzwang zu „verordnen"! Verantwortlich dafür sind unter anderem Landeshauptmann Dr. Josef Pühringer und Gesundheitslandesrätin Fr. Dr. Silvia Stöger! Die haben auch noch eine Erklärung dafür:
„Weil die Sorge um die Gesundheit und das Wohlergehen unserer Kinder zu den vordringlichsten Aufgaben unserer Gesellschaft gehören, hat das Land Oberösterreich einen Mutter-Kind-Zuschuss in Höhe von 370 Euro pro Kind beschlossen. Er wird je zur Hälfte mit Vollendung des zweiten Lebensjahres und nach der letzten Untersuchung ausbezahlt und soll als zusätzlicher Anreiz für die Inanspruchnahme der vorgesehenen Untersuchungen und **Impfungen** dienen." (siehe Kapitel 2.6 zum Mutter-Kind-Zuschuss in diesem Buch)

Die Frage drängt sich förmlich auf: „Warum gilt die Sorge nur den oberösterreichischen Kindern?"
„Warum sind z.B. die Tiroler oder Salzburger Kinder weniger wert, um darüber nachzudenken, ihnen die gleiche „gesundheitliche Vorsorge mit Belohnung" zukommen zu lassen?"

Ich wollte wissen, ob diese Maßnahme auch gesetzlich geregelt ist. Die Antwort darauf: „Warum gesetzlich regeln, das ist doch eine Förderung; die das Land beschlossen hat, genauso wie zum Beispiel die Wohnbauförderung!" Tatsache ist, dass ich nicht unbedingt Impfen lassen muss, sondern impfen lassen kann. Das ist Freiheit und Freiwilligkeit in Oberösterreich. Wenn ich mich dagegen entscheide, habe ich allerdings keinen Anspruch auf die 370 Euro! Damit hat das Land Oberösterreich einen für seine Angstpolitik und die Pharmaindustrie genialen

Schachzug ins Leben gerufen. Ich brauche keiner Mutter oder Familie erklären, dass jede finanzielle Unterstützung gerade in dieser Zeit hilfreich ist. Das wurde beschlossen, nachdem alle Verantwortlichen, einschließlich Dr. Pühringer und Dr. Stöger, über die Situation und die bewiesenen Tatsachen, dass die Beweise (z.B. Viren) nicht existieren, informiert waren, und die Landesregierung von Oberösterreich gezeigt hatte, dass sie nicht in der Lage ist, Beweise zugänglich zu machen.

Das Land Oberösterreich sieht das als gute Geste, Familien finanziell zu unterstützen. Aber vor allen Dingen halten Sie die Bürger für so mündig, eine sinnvolle Entscheidung zu treffen. Sie müssen ja nicht, sie können! Also kein Zwang, sondern ein „zusätzlicher Anreiz“!

Tatsächlich ist es weniger eine Frage der Mündigkeit, sondern eher eine Frage von „Reichtum“ oder „Armut“, ob eine Familie auf 370 Euro verzichten kann. Das ist österreichische, in diesem Fall oberösterreichische Realpolitik.

2. Grundlagen der Infektionstheorie

Krankheitsverursachung durch Viren und Bakterien?
Konsens oder Tatsachen?
Beweisdokumente aus Österreich und
Deutschland und Kommentare hierzu.

2.1 Es existiert kein Virusnachweis!

2.2 Das Wissen über die biologische Unmöglichkeit der Krankheitsverursachung durch Bakterien

2.3 Impfen ist nicht die Ursache für den Rückgang von Krankheiten

2.4 Risikoaufklärung durch Ärzte

2.5 Ein Medizinisches Glaubensbekenntnis

2.6 (Un-) Heimlicher staatlicher Impfzwang in Österreich

2.1 Es existiert kein Virusnachweis!

2.1a Schreiben der Bundesgesundheitsministerin (BRD) Ulla Schmidt vom 05.01.2004

22/01/2004 10:57 +493022770062 RUDOLF KRAUS MDB S. 01/02
21. JAN. 2004 12:49 BMGS LEITUNGSABTEIL. ϕ Ref. Ltr. NR. 3538 S. 1

Bundesministerium
für Gesundheit
und Soziale Sicherung

310

13191

Ulla Schmidt
Bundesministerin
Mitglied des Deutschen Bundestages

Mitglied des Deutschen Bundestags
Herrn Rudolf Kraus
11011 Berlin

HAUSANSCHRIFT Am Propsthof 78a, 53121 Bonn
POSTANSCHRIFT 53108 Bonn

TEL +49 (0)1888 441-1000
FAX +49 (0)1888 441-4900
E-MAIL poststelle@bmgs.bund.de

Bonn, 5. Januar 2004

Sehr geehrter Herr Kollege,

vielen Dank für Ihr Schreiben vom 13. November 2003, in dem Sie bitten, zu der Bürgeranfrage des Herrn [redacted] betreffend HIV/AIDS Stellung zu nehmen.

Bei der o. g. Anfrage handelt es sich um eines der Schreiben mit ständig wiederkehrendem Argumentationsmuster, die die Existenz des HIV-Virus anzweifeln. Sie werden von verschiedenen Personen sowohl an viele Abgeordnete des Deutschen Bundestags als auch an das Bundesministerium für Gesundheit und Soziale Sicherung sowie an nachgeordnete Institute gerichtet.

Selbstverständlich gilt das Humane Immundefizienz-Virus (HIV) - im internationalen wissenschaftlichen Konsens - als wissenschaftlich nachgewiesen. Die Kriterien hierfür werden nicht durch einen Verwaltungsakt festgelegt, sondern beruhen auf einer wissenschaftlichen Diskussion und Bewertung. Hierbei kann es vorkommen, dass einige Wissenschaftler mehr oder minder fundierte abweichende Meinungen vertreten. Dies ist Teil der Freiheit von Lehre und Forschung und der freien Meinungsäußerung.

Die vorgebrachten Behauptungen bezüglich der Zuverlässigkeit der HIV-Nachweise sind falsch. Eine fahrlässige oder gar absichtliche Gefährdung von Menschen durch die Zulassung von HIV-Diagnostika liegt nicht vor. Die HIV-Suchtests sind ganz bestimmten Zulassungskriterien unterworfen. Ihre Einhaltung und Überprüfung hat dazu geführt, dass die

22/01/2004 10:57 +493022770062 RUDOLF KRAUS,MDB S. 02/02
21. JAN. 2004 12:49 BMGS LEITUNGSABTEIL. NR. 3538 S. 2

HIV-Diagnostik heute einen enorm hohen Sicherheitsstandard erreicht hat. Dazu kommen regelmäßige Reevaluierungen seitens des Paul-Ehrlich-Instituts, bei denen Tests, die nicht mehr die notwendige Sensibilität aufweisen, vom Markt genommen werden. Mit den heute zur Verfügung stehenden HIV-Antikörpertests konnte das Risiko einer HIV-Infektion im Blutspendewesen auf unter 1 : 1.000.000 gesenkt werden, wobei die Infektionen, die weiterhin auftreten, mit hoher Wahrscheinlichkeit darauf zurückzuführen sind, dass der Spender zum Zeitpunkt der Spende sich im „diagnostischen Fenster" befand, d.h. der Test aufgrund des frühen Zeitpunkts nach der Infektion noch nicht ansprechen konnte.

Für die medikamentöse Behandlung einer HIV-Infektion wurden die therapeutischen Ziele und Optionen national und international seit den Anfängen der HIV-Epidemie immer weiter entwickelt und aktualisiert entsprechend dem wissenschaftlich-technischen Erkenntnisstand. Für diese Therapie, die zu einer deutlichen Steigerung der Lebensqualität für die Betroffenen und ein Hinauszögern des Ausbruchs von AIDS führt, werden heute Kombinationen aus antiretroviralen Medikamenten (u.a. AZT, Zidovudin und Proteasehemmern) eingesetzt, die eine reguläre Zulassung haben und entsprechend überprüft sind.

Mit freundlichen Grüßen

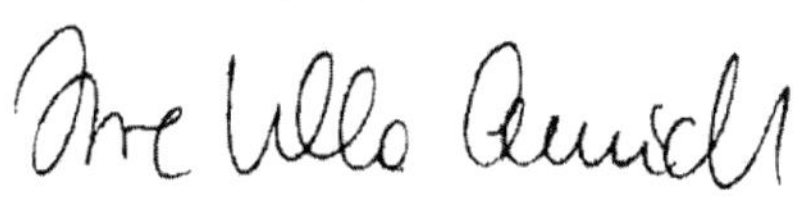

2.1aa Die Infektionstheorie!

Ein Konsens oder eine wissenschaftlich bewiesene biologische Tatsache?

Die deutsche Bundesgesundheitsministerin Ulla Schmidt erbringt einen bedeutenden Beweis über das verschwiegene Wissen.

Karl Krafeld

Wenn eine Mutter ihr Kind impfen läßt, wenn jemand sich selbst impfen läßt, dann gehen diese Menschen davon aus, dass selbstverständlich wissenschaftlich bewiesen ist, dass es krankmachende Viren und krankmachende Bakterien gibt.

Oft wird behauptet: „Das weiß doch jeder, dass es krankmachende Viren gibt.“ Weiß das wirklich jeder? Was weiß in der Regel eine Mutter, die ihr Kind impfen läßt? Sie weiß, dass Ärzte ihr sagen, dass es krankmachende Viren gibt. Tatsächlich weiß diese Mutter nicht, ob es tatsächlich krankmachende Viren gibt. Diese Mutter weiß aber sehr genau, dass allgemein und besonders von den Ärzten behauptet wird, dass es krankmachende Viren gibt.

Diese Mutter weiß sehr genau etwas über verbreitete Behauptungen. Tatsache ist, dass jeder weiß, dass die Behauptung verbreitet wird, dass es krankmachende Viren gibt. Ob es diese Viren tatsächlich gibt, das haben die wenigsten Menschen überprüft. Oft fehlt es diesen Menschen auch an der Fachkenntnis, das zu überprüfen. Viele Menschen, die keine Ärzte sind und die nicht Biologie studiert haben, glauben auch, für sie als einfache Menschen wäre es viel zu schwierig, selbst zu überprüfen, ob es krankmachende Viren gibt. Tatsächlich wird nur deshalb geglaubt, dass es krankmachende Viren gibt, weil alle unhinterfragt glauben, dass es krankmachende Viren gibt. (Kinder glauben ja auch an den Osterhasen, bis sie den Schwindel durchschauen, weil sie anfangen nachzudenken.)
Ob tatsächlich krankmachende Viren schon einmal irgendwo wissenschaftlich nachgewiesen worden sind und man deshalb behaupten darf, dass es krankmachende Viren gibt, lässt sich nicht dadurch klären, indem die Frage nach dem wissenschaftlichen Beweis der behaupteten krankmachenden Viren verschwiegen oder verboten wird. Dadurch, dass alle an krankmachende Viren glauben ist nicht bewiesen, dass es krankmachende Viren gibt.

Krankmachende Viren wurden seit dem Ende des 19. Jahrhundert, erstmalig durch Pasteur behauptet: Über 30 Jahre vor Erfindung des Elektronenmikroskopes, das es erst ermöglichte, Viren sehen zu können. Seit dieser Zeit wird die Behauptung über krankmachende Viren verbreitet und die meisten Menschen gehen heute selbstverständlich davon aus, dass diese Viren auch tatsächlich existieren, dass diese Viren auch tatsächlich, auf dem heutigen Stand der Wissenschaft und Technik nachgewiesen worden sind.

Seit Mitte der 80er Jahre des letzten Jahrhunderts wird weltweit als Tatsache verbreitet, dass plötzlich ein ganz neues Virus aufgetaucht ist. Ein Virus, das eine tödliche Krankheit hervorruft, die AIDS genannt wird. Am 23.4.1984 verkündigte die Regierung der USA, vertreten durch die Gesundheitsministerin Heckler, auf einer groß angelegten Pressekonferenz, dass der (damalige) amerikanische Regierungsforscher Dr. Gallo im Zusammenhang mit der Krankheit, die AIDS genannt wird, ein bisher unbekanntes Virus entdeckt hat. Seit dieser Verkündigung durch die amerikanische Regierung gingen weltweit alle Ärzte, Medizinwissenschaftler und Gesundheitsbehörden davon aus, dass dieses behauptete Virus tatsächlich wissenschaftlich nachgewiesen worden ist – wie die US-Regierung am 23.4.1984 gegenüber der Weltöffentlichkeit als Tatsache behauptet hat.

Am 23.4.1984 kündigte die amerikanische Gesundheitsministerin Heckler auch an, dass voraussichtlich in zwei Jahren ein Impfstoff gegen AIDS zur Verfügung stehen würde.

Aufgrund eines Hinweises durch Prof. Pohl (Universität Konstanz) kamen dem damaligen Studenten Stefan Lanka (Universität Konstanz) Zweifel daran, dass das als „HIV“ behauptete AIDS-Virus tatsächlich wissenschaftlich nachgewiesen worden ist. Die wissenschaftlichen Anforderungen, die an einen Virusnachweis gestellt sind, kannte der Student Stefan Lanka damals ganz genau. Bei elektronenmikroskopischen Untersuchungen an einer Meeresalge, stieß der Student Stefan Lanka im fünften Studiensemester auf ein Teilchen, von dem er meinte, dass das ein Virus sein könnte. Es gelang dem Studenten, seine Professoren davon zu überzeugen, dieses erforschen zu können. An der Universität Konstanz wurde hierzu für den Studenten Stefan Lanka eine ungenutzte Besenkammer, die als Raum für Gerümpel diente, leer geräumt. In der ehemaligen Besenkammer wurde für den Studenten Stefan Lanka ein Labor eingerichtet. Der Student Stefan Lanka wies das erste Virus in einer Meeresalge nach, das erste Virus überhaupt im Meer und veröffentlichte das Ergebnis seines Virusnachweises, gemeinsam mit seinen Professoren, entsprechend den Standardregeln der biologischen Virologie.
Stefan Lanka studierte Biologie, nicht Medizin. Hiermit hing sein damaliger Irrtum zusammen. Er war der Meinung, es müsste für die Medizinwissenschaft von großem Interesse sein, dass ein Virus nachgewiesen worden ist, das keine Krankheit verursacht, das nichts „Böses“ tut, sondern das sogar den Zellen hilft. Erst viele Jahre später verstand Stefan Lanka, warum sich die Medizinwissenschaft für diese entdeckte und nachgewiesene Tatsache nicht interessiert: Weil sich die Medizinwissenschaft grundsätzlich nicht für Tatsachen interessiert. (Das wird in diesem Buch und in anderen, in diesem Buch genannten Publikationen, nachgewiesen.)

Nach dem Hinweis von Prof. Pohl, der mittlerweile verstorben ist, und den genauen Kenntnissen, welche Anforderung die Wissenschaft an einen Virusnachweis stellt, studierte Stefan Lanka intensivst die wissenschaftliche Literatur, von der allgemein behauptet wurde, dass Dr. Gallo und auch andere, hier das sog. AIDS-Virus „HIV" nachgewiesen hätten. Bis dahin hatte auch Stefan Lanka (blind) geglaubt, dass das sog. AIDS-Virus „HIV" selbstverständlich wissenschaftlich nachgewiesen worden ist und „HIV" tatsächlich existiert. Immerhin war er ja nur ein kleiner Student und viele große, berühmte, weltweit anerkannte Professoren und viele Doktoren behaupteten, dass „HIV" existiert. Weltweit war kein Professor bekannt, der anzweifelte, dass „HIV" existiert oder der gar behauptet hätte, dass „HIV" niemals wissenschaftlich nachgewiesen worden ist.

Die Folge dieser Suche in der AIDS-Fachliteratur nach dem wissenschaftlichen Beweis des „HIV", war, dass Stefan Lanka begann, nichts mehr zu verstehen: Er verstand sich selbst nicht mehr. Er verstand die Professoren nicht mehr, die „HIV" als entdeckt und als Tatsache behaupteten. Er verstand die Medizinwissenschaft nicht mehr, die „HIV" als bewiesene Tatsache behauptete. Er verstand die Welt nicht mehr. Stefan Lanka erzählt davon, dass er monatelang „wie Falschgeld" durch die Uni gelaufen ist. Er konnte nicht verstehen, was er anhand der wissenschaftlichen Literatur gesehen und verstanden hatte: Niemals und nirgendwo wurde das behauptete Virus „HIV" wissenschaftlich nachgewiesen. „HIV" ist nur eine Idee oder eine dreiste Irreführung der Öffentlichkeit – und alle Fachwissenschaftler und alle Regierungen der Industrienationen machen hier mit.

Im Dezember 1994 veröffentlichte Stefan Lanka weltweit erstmalig das Ergebnis seiner Überprüfung der Literatur, die allgemein als wissenschaftliche Beweisliteratur für die Existenz des sog. AIDS-Virus „HIV" behautet wird, in der nachrangigen Zeitschrift „Wechselwirkung", unter der Überschrift „Fehldiagnose AIDS? Bisher konnte der „HI-Virus" nicht isoliert werden." Allgemeinverständlich stellt er hier dar, wie heute ein Virus wissenschaftlich nachgewiesen wird. Er wies darauf hin, dass in einem solchen wissenschaftlichen Nachweis, zum Zwecke der Dokumentation, das elektronenmikroskopische Foto des isolierten Virus, unverzichtbar ist. Er zeigte auf, dass in den wissenschaftlichen Veröffentlichungen, die allgemein als Beweis für „HIV" behauptet werden, kein Nachweis dokumentiert ist, dass virale Strukturen (Viren) isoliert worden sind. Der Artikel erschien wenige Tage nachdem Dr. Lanka promoviert hatte. Er wollte seine Promotion nicht riskieren. Von Professoren war ihm angedeutet worden, dass dann, wenn er nicht zu „HIV" schweigen würde, er wenig Aussicht hätte, seinen „Dr."-Titel zu erhalten.

Ich selbst sah hier einen dringenden Klärungsbedarf: Entweder ist dieser Dr. Stefan Lanka ein gemeingefährlicher Scharlatan – oder bei „HIV und AIDS" handelt es sich um eine weltweite Irreführung, der selbst anerkannte Wissenschaftler und Regierungen zum Opfer gefallen sind. Klar war nur eins: Entweder lügt der Stefan Lanka oder die gesamte Medizinwissenschaft und alle Gesundheitsbehörden lügen oder sind zumindest Opfer einer weltweiten tödlichen Irreführung durch die US-Regierung oder durch einen verrückten US-Regierungsforscher (Dr. Gallo) oder durch wenige verrückter Forscher, bei denen man davon ausgehen muss, dass es wahrscheinlicher ist, dass sie bei Frankenstein studiert haben, als dass sie an einer ordentlichen Universität studiert hätten.

Damals kam mir nicht in den Sinn, dass hier die anerkannten Wissenschaftler und auch die Ärzte und die staatlichen Gesundheitsbehörden, das was Stefan Lanka im Dez. 1994 weltweit erstmalig veröffentlichte, genau wussten und sich wissentlich und absichtlich an der tödlichen Irreführung beteiligten. Damals war für mich eine derartige, tödliche Verlogenheit von Ärzten und Gesundheitsbehörden undenkbar. Damals!

Die Regierung der Bundesrepublik Deutschland gab nicht nur riesige Summen für die AIDS-Forschung aus, sondern auch riesige Summen für die AIDS-Aufklärung. Die Bundeszentrale für gesundheitliche Aufklärung (BZgA) verbreitete in Werbespots das Regierungsangebot, Fragen zu AIDS zu beantworten: „Wenn Sie Fragen zu AIDS haben, ...“.
Mit Datum vom 14.2.1995 nahm ich als Bürger der Bundesrepublik Deutschland dieses Angebot meiner Regierung wahr. Weltweit erstmalig stellte ich, über 10 Jahre nach der Verkündigung der Entdeckung eines Virus im Zusammenhang mit AIDS („HIV“) durch die US-Regierung, an eine zuständige staatliche Stelle, die Frage nach dem wissenschaftlichen Beweis des behaupteten AIDS-Virus „HIV“. Ich fragte nach der Veröffentlichung des Fotos des isolierten „HIV“. Die BZgA teilte mir mit, dass sie meine Frage zur Beantwortung an das Robert Koch-Insitut (RKI), dem für AIDS zuständigen wissenschaftlichen Referenzzentrum der Bundesregierung, weitergeleitet hat. Ich fand das eigenartig. Damals war ich der Meinung, wenn derartig breit als Tatsache behauptet wird, dass „HIV“ existiert und „HIV“ wissenschaftlich nachgewiesen worden ist, dann bedarf es für jemanden, der durch die Bundesregierung beauftragt ist, AIDS-Aufklärung zu betreiben, nur eines „Griffs in das Regal“ und schon kann er die genaue Beweisliteratur benennen. Es war erstaunlich, dass die BZgA, die damit warb, Fragen zu AIDS zu beantworten, diese grundlegende, aber doch sehr einfach zu beantwortende Frage (falls „HIV“ jemals nachgewiesen worden ist) nicht beantworten wollte oder konnte und das RKI mit der Beantwortung beauftragte.

Mit Datum vom 9.3.1995 erhielt ich vom Pressesprecher des RKI, Dr. Marcus, die Antwort auf meine Frage an die BZgA vom 14.2.1995. Das RKI behauptete hier: „Fotografien der isolierten Viren finden sich sowohl in der Science-Veröffentlichung von Montagnier et. al. aus dem Jahre 1983 als auch in den Publikationen von Gallo et. al. aus dem Jahre 1984 (siehe beiliegende Kopien).“ 1995 war allerdings schon lange bewiesen, dass der US-Regierungsforscher Dr. Gallo 1984 nur das geklaut hatte, was Montagnier ein Jahr zuvor veröffentlicht hatte.

In meiner Anfrage an die BZgA vom 14.2.1995 hatte ich genannt, dass ich genau in diesen Publikationen von Montagnier und Gallo, die allgemein als Beweis für das „HIV“ behauptet werden, kein Foto eines isolierten Virus finden kann. Die Bundesregierung behauptet hier mit Datum vom 9.3.1995, dass sich genau in diesen von mir genannten Publikationen Fotos des isolierten HIV befinden und sendet mir sogar Kopien dieser, von mir genannten, Publikationen zu. Das ist ein dreistes Regierungsverhalten.

Viren derselben Art sind gleichförmig und gleich groß. Jeder Grundschüler ist in der Lage zu beurteilen, ob auf einen Foto nur gleich große Teile abgebildet sind oder ob hier Teile von unterschiedlicher Größe abgebildet sind. Jeder Grundschüler kann anhand der Fotos in den Publikationen, die die Regierung der Bundesrepublik Deutschland (RKI, BZgA) hier als Beweis des „HIV“ behauptete, feststellen, dass auf keinem der Fotos in diesen Veröffentlichungen nur gleich große Teile abgebildet sind. Jeder Grundschüler kann hier die dreiste Verlogenheit der Bundesgesundheitsbehörden feststellen.

Diese plumpe dreiste Verlogenheit der Gesundheitsbehörden der Regierung der Bundesrepublik Deutschland, in einem Bereich im Gesundheitswesens, in dem bekannt ist, dass in diesem Zusammenhang Menschen sterben und deshalb eine hohe Sorgfaltspflichterfüllung abzuverlangen ist, duldete ich nicht. Ich war der Meinung: Wenn hier derartig gelogen werden kann und darf und dieses geduldet wird, dann muss damit gerechnet werden, dass auch in anderen Bereichen der Medizin und des Gesundheitswesens ähnlich dreist gelogen wird, zum Schaden der Gesundheit der Menschen.

Immerhin wurden Menschen, denen aufgrund von Tests gesagt wurde, sie seien vom „HIV“ infiziert, dazu aufgefordert Medikamente einzunehmen, die auch der gesündeste Mensch nicht lange überleben kann, wenn er diese Medikamente regelmäßig einnimmt. Damals sah ich hier zumindest eine fahrlässige Tötung und verlangte nachhaltig, dass diese Lüge der Bundesregierung (RKI) vom 9.3.1995 korrigiert wurde und im Zusammenhang mit AIDS die hier gebotenen Sorgfaltsanforderungen erfüllt werden.

Eine Folge meiner nachhaltigen und hartnäckigen Weigerung der Duldung einer derartigen tödlichen Irreführung (Verlogenheit) über die behauptete Entdeckung und Existenz des „HIV“, war meine Verurteilung am 17.1.2001 durch Richter Hackmann am Landgericht Dortmund, zu acht Monaten Haft auf Bewährung, wegen 14facher versuchter Nötigung (14 XVII K 11/00). Der Richter begründete das Urteil im Kern damit, dass als verwerflich zu beurteilen ist, dass ich versucht hätte, eine „extreme Mindermeinung durchzusetzen, deren Richtigkeit nicht erwiesen ist.“ Zu Beginn der Hauptverhandlung am 15.1.2001 hatte Richter Hackmann als Ergebnis der richterlichen Ermittlungen festgestellt, dass Dr. Marcus, RKI, gesagt hat, dass „HIV“ nicht isolierbar ist.

Es war derselbe Dr. Marcus vom RKI, der auf meine Anfrage vom14.2.1995 an die BZgA, behauptet hatte, dass sich die Fotos des isolierten HIV in den Publikationen von Montagnier und Gallo befinden. Richter Hackmann bewies hier in der Hauptverhandlung, mittels der Aussage des Dr. Markus, dass das RKI (Bundesregierung) mich mit Datum vom 9.3.1995 dreist belogen hat. Dann führte der Richter aus, dass ich diese Behauptung des RKI vom 9.3.1995 als „Lüge" bezeichnet habe und es mir - selbst über den Deutschen Bundestag - nicht möglich war, diese Lüge des RKI vom 9.3.1995 abzuhelfen. Der Richter selbst bewies die Richtigkeit dessen, was er als meine „extreme Mindermeinung" bezeichnete, dass nämlich das RKI mich mit Datum vom 9.3.1995 belogen hat und verurteilte mich dann mittels der eigenständigen richterlichen Lüge, dass die Richtigkeit meiner „extremen Mindermeinung" nicht bewiesen sei. Rechtskräftig wurde das Urteil, weil der mir auf Antrag der Staatsanwaltschaft zugewiesene Pflichtverteidiger sich nachhaltig weigerte vor dem Oberlandesgericht eine Revisionsrechtfertigung einzulegen. In der Urteilsbegründung ist nämlich an keiner Stelle festgestellt, zu welcher Handlung, Duldung oder Unterlassung ich genötigt haben soll. Es ist so, als wäre ich wegen Diebstahls verurteilt worden und das Gericht stellt nicht fest, was, wann, wo und wie ich gestohlen haben sollte. Eine Urteilsbegründung die im Kern in einer, durch den Richter selbst als solche nachgewiesenen Lüge gründet, ist immer ein Revisionsgrund, ist immer eine schwere Verletzung des Rechtes durch einen Richter.

Eine andere Folge meiner nachhaltigen und hartnäckigen Weigerung der Duldung einer derartigen Lüge war, dass sich immer wieder Bürger der Bundesrepublik Deutschland mit der Frage nach dem wissenschaftlichen Beweis des „HIV" an die zuständigen Stellen im Gesundheitswesen und an Abgeordnete des Deutschen Bundestages wandten. Eine solche Anfrage erfolgte auch im November 2003 an den bayerischen Bundestagsabgeordneten Rudolf Kraus, der die Frage nach dem wissenschaftlichen Beweis des „HIV" an die Bundesgesundheitsministerin Ulla Schmidt weiterleitete. Mit Datum vom 5.1.2004 gesteht erstmalig eine Gesundheitsministerin einer Industrienation das Wissen der Zuständigen in der Regierung ein, dass „HIV" niemals wissenschaftlich nachgewiesen worden ist, sondern nur „- im internationalen wissenschaftlichen Konsens – als wissenschaftlich nachgewiesen" gilt:

„Selbstverständlich gilt das Humane Immundefizienz-Virus (HIV) – im internationalen wissenschaftlichen Konsens – als wissenschaftlich nachgewiesen."

Dieses Schreiben der Bundesgesundheitsministerin Ulla Schmidt ist vor diesem Beitrag abgedruckt. Im zweiten Absatz weist die Ministerin darauf hin, dass derartige Anfragen nach dem wissenschaftlichen Beweis des „HIV" häufig an Bundestagsabgeordnete und an die zuständigen Regierungsstellen gerichtet werden.

Im vierten Absatz behauptet die Ministerin die Zuverlässigkeit der Tests. Der Fachmann allerdings kennt den Unterschied zwischen „Zuverlässigkeit" (Reliabilität) und „Gültigkeit" (Validität) eines Tests: Wenn nur die Zuverlässigkeit eines Tests betont wird, bedeutet dieses, dass der Test nicht gültig (valide) ist. „Gültig" kann ein Test nur dann sein, wenn der Test am direkt Nachgewiesenen geeicht ist. Eine Eichung an einem direkt nachgewiesenen Virus wäre möglich. Eine Eichung an einen „Konsens" ist technisch unmöglich. Ein nur zuverlässiger Test sagt lediglich aus, dass unterschiedliche Tests zum selben Ergebnis kommen, ohne etwas darüber auszusagen, was der Test nachweist. Dass die Tests nicht einmal zuverlässig sind, belegt die Ministerin mit dem Verweis darauf, dass immer wieder Tests vom Markt genommen werden.

Auf der zweiten Seite des Schreibens der Ministerin vom 5.1.2004, im zweiten Absatz, verweist die Ministerin auf die „Fortschritte" in der Therapie und verweist hier auf die „Kombinationen aus antiviralen Medikamenten (u.a. AZT, Zidovudin und Proteasehemmern)". Es kann niemanden verwundern, dass Menschen schneller sterben, wenn ihnen nur dasselbe Gift in hohen Dosen verabreicht wird, als wenn unterschiedliche Gifte in geringeren Dosen eingesetzt werden, die unterschiedlich schädigend wirken (Kombitherapie). Beide Vorgehensweisen enden früher oder später tödlich. Beide Vorgehensweisen führen zu demselben Erfolg: Tötung eines Menschen auf der Grundlage staatlicher Irreführung und Lüge.

Nach 9 Jahren hat hier die Bundesgesundheitsministerin das Wissen der Bundesregierung eingestanden, dass HIV niemals wissenschaftlich nachgewiesen worden ist und nur aufgrund eines „Konsenses" als wissenschaftlich nachgewiesen gilt.

Dieselbe Ministerin hält aber auch nach diesem Schreiben vom 5.1.2004 in der Öffentlichkeit absichtlich den tödlichen Irrtum aufrecht, das behauptete Virus „HIV" wäre tatsächlich wissenschaftlich nachgewiesen worden, mit der beabsichtigten Folge, dass Menschen aufgrund dieser staatlichen Irreführung, in der Verantwortung der Ministerin, einwilligen tödliche Medikamente einzunehmen und diese Menschen dann infolge dieser Medikamente sterben.

Wer diese Tatsachen kennt, wer die AIDS-Propaganda und das hier veröffentlichte Schreiben der Ministerin vom 5.1.2004 kennt, der muss sich zwangsläufig fragen, ob nicht genau dieselbe absichtliche Irreführung im Hinblick auf andere in der Medizin behauptete Viren erfolgt. Der muss sich auch fragen, ob nicht mit genau derselben Irreführung Eltern durch Ärzte und durch den Staat absichtlich verführt werden, damit die Eltern zustimmen, dass Gifte (Quecksilber, Aluminium usw., sog. Impfzusatzstoffe) in die Kinder gespritzt werden, zum behaupteten Schutz vor behaupteten Viren. Der muss sich fragen, ob nicht alle als Krankheitserreger behaupteten Viren nur ein „Konsens" sind und keine „Tatsachen" sind. Der muss sich fragen, in welchen anderen Bereichen die Medizin und der Staat sonst noch derartige gefährliche, tödliche Irreführungen betreibt, bei denen ein „Konsens“ als „Tatsache“ behauptet wird.

In den Lexika findet man „Konsens“ mit „Zustimmung, Genehmigung“ erklärt. Wenn aufgrund von „Zustimmung und Genehmigung“ der Wissenschaftler im internationalen Raum etwas nur als „wissenschaftlich nachgewiesen gilt“ (nachdem die Regierung der USA dieses am 23.4.1984 verkündigt hat), bedeutet dieses Wissen dieser Wissenschaftler, dass das behauptete „HIV“ tatsächlich niemals nachgewiesen worden ist und demnach auch nicht als Tatsache behauptet werden kann und darf. Wenn dieses Virus („HIV“) wider besseres Wissen als Tatsache behauptet wird, um tödliche Medikamente zu verabreichen, dann ist das Mord, dann ist das Völkermord, dann ist das Ausdruck einer kriminellen Regierung, dann ist das Regierungskriminalität, wie sie nur menschenrechtsverachtenden Diktaturen zugeschrieben wird und berechtigt zugeschrieben werden muss.

Trotz dieses Wissens der Regierung der Bundesrepublik Deutschland wird nach wie vor, mit tödlicher Folge (tödliche Medikamente) der Öffentlichkeit „HIV“ als wissenschaftlich bewiesene Tatsache vorgelogen.

Ein Konsens ist keine Tatsache. Ein Konsens kann wohl Glaubenstatsachen schaffen aber keine biologischen Tatsachen, wie beispielsweise ein Virus oder die Möglichkeit der Krankheitsverursachung durch Bakterien schaffen.

Das wissen alle Ärzte und alle Zuständigen in den Gesundheitsbehörden:
Ein Konsens ist keine wissenschaftlich bewiesene Tatsache und darf nicht als Tatsache behauptet werden und darf nicht – von ganz wenigen Ausnahmen abgesehen – Grundlage für riskante ärztliche Maßnahmen (Impfen) oder gar tödliche Maßnahmen (AIDS-Medikamente) sein.

Auf dem Hintergrund der Erfahrungen mit dem, was durch die Frage nach dem wissenschaftlichen Beweis des „HIV“ seit dem 14.2.1995 ausgelöst worden ist, stellten Dr. Stefan Lanka und ich, weltgeschichtlich erstmalig, am 30.9.2000 in Linz (Österreich) auf einer öffentlichen Veranstaltung, die Frage nach den wissenschaftlichen Virusbeweisen, die der Rechtfertigung für Impfungen zugrunde liegen. Gleichermaßen stellten wir die Frage nach den wissenschaftlichen Beweisen, dass Bakterien Krankheiten verursachen können, da allgemein bekannt ist, dass Bakterien nur unter Sauerstoffabschluss Gifte produzieren können und in einem lebenden menschlichen Körper keine sauerstofffreie Zone entstehen kann. Wir forderten die Zuhörer auf, uns nicht zu glauben. Wir forderten auf, überhaupt nicht zu glauben, sondern dadurch Wissen zu erlangen, indem die Ärzte und die Gesundheitsbehörden nach den wissenschaftlichen Beweisen gefragt werden, die die Gabe von Impfstoffen rechtfertigen.

Allgemein gilt die Spielregel der gesellschaftlichen Umgangsform: „Wer Tatsachenbehauptungen aufstellt, der ist beweispflichtig." Wer die Existenz von krankmachenden Viren behauptet, der ist beweispflichtig.

Es ist absurd von demjenigen, der Fragen stellt, abzuverlangen, dass er selbst nicht nur die Antwort gibt, sondern auch noch die Richtigkeit seiner Antwort beweist. Genau diese Absurdität vollzog die AIDS-Politikerin, die ehemalige Präsidentin des Deutschen Bundestages und ehemalige deutsche Bundesgesundheitsministerin, Frau Prof. Dr. Rita Süssmuth, in einem auf Video dokumentierten Überfallinterview am 28.Juni 1995. Sie wurde nach einem Beweis gefragt, dass „HIV AIDS macht" und darauf hingewiesen, dass weder Dr. Gallo, noch Prof. Montagnier das bewiesen haben.

Frau Prof. Dr. Rita Süssmuth: „Aber jedenfalls wissen wir eins, daß es Kranke gibt. Diejenigen, die sterben, wie immer sie diese Krankheit nennen. Und deswegen muß es einen Überträger, Träger oder einen Virus geben. Wenn Sie annehmen, das ist endogen, d.h. es liegt im Erbmaterial, dann können Sie das ebensowenig beweisen, und dann stellen wir immer wieder fest, dass es Patienten gibt, die zunächst nicht HIV-positiv sind, aber es nach einiger Zeit sind. Und das spricht dafür, dass der Virus is...is...ist, die Virusannahme eher richtig als falsch ist. Ich glaube, jetzt beenden wir AIDS."

Mit Datum vom 11.8.1998 teilte mir die persönliche Referentin der Frau Prof. Dr. Rita Süssmuth, Präsidentin des Deutschen Bundestages, zu dieser Aussage der Frau Prof. Süssmuth mit: „Ich möchte Sie darauf hinweisen, daß ein derartiges Interview nicht stattgefunden hat. Die von Ihnen zitierten „Äußerungen" sind daher aus der Luft gegriffen und geben im übrigen auch nicht die Auffassung von Frau Präsidentin zur Bedeutung der Aids-Bekämpfung wieder." Dieses Interview wurde nicht nur auf Video dokumentiert. Es wurde ab dem 4.9.1995 im „Offenen Kanal Berlin Fernsehen" und ab dem 30.9.1995 im „Offenen Kanal Ludwigshafen/Vorderpfalz Fernsehen" mehrfach gesendet.

Am 5.1.2004 konnte die Bundesgesundheitsministerin Ulla Schmidt lediglich nicht mehr das Wissen verschweigen, über das die Bundesregierung und der Deutsche Bundestag nachweislich seit 1995 verfügte: Das behauptete „HIV" wurde niemals nachgewiesen. „HIV" ist eine reine Spekulation, eine Idee, ein „Konsens". Frau Prof. Süssmuth bewies schon 1995 das Wissen der Bundesregierung und des Deutschen Bundestags, dass „HIV" keine biologische Tatsache, sondern nur eine Annahme ist: „... die Virusannahme eher richtig als falsch ist."

Die Aussage der Bundesgesundheitsministerin Ulla Schmidt vom 5.1.2004 beweist aber auch, dass in den letzten10 Jahren, obwohl – im wahrsten Wortsinn – Unsummen für die AIDS-Forschung vergeudet wurden, es keine ernsthafte AIDS-Forschung gegeben hat. Auf diesem Hintergrund erweist sich das, was mit viel Geld der Steuerzahler unter der Tarnung „Wissenschaft und Forschung" finanziert wird, als plumpe Kaffeesatzleserei, bei der allenfalls noch klärungsbedürftig ist, von welcher Kaffeemarke der Kaffeesatz stammt.

Nachdem durch Stefan Lanka und mich weltgeschichtlich erstmalig am 30.September 2000 in Linz (Österreich), im Zusammenhang mit „Impfen" öffentlich die wissenschaftliche Beweisfrage gestellt worden ist, wurde diese im November 2000 erstmalig in Deutschland öffentlich gestellt und im Juni 2001 erstmalig in Italien (Südtirol). In Italien besteht für Kinder und Jugendliche eine Impfpflicht. Früher wurden hier die Kinder durch die Polizei zwangsweise zum Impfen verschleppt. Jugendliche die sich nicht zwangsimpfen ließen, die sich nicht zwangsweise Gifte spritzen ließen, weil die Eltern das verweigerten, erhielten, vollkommen unabhängig von den Noten, keinen Schulabschluss. Heute müssen die Eltern, die ihre Kinder nicht impfen lassen, „nur noch" hohe Geldstrafen zahlen, die viele Eltern in Italien nicht zahlen können: Wer in Italien arm ist, muss auch heute noch seine Kinder vergiften lassen.

Kein Arzt, keine Gesundheitsbehörde in Österreich, Deutschland und Italien konnte seit dem 30. September 2000 einen einzigen wissenschaftlichen Beweis zugänglich machen, der das Spritzen von Giften, insbesondere in Kinder rechtfertigen könnte. Ärztekammern und Gesundheitsbehörden erbrachten allerdings, infolge von Anfragen von Bürgern, den Beweis, dass sie ganz genau wissen, dass die von ihnen behaupteten Beweise nicht existieren, dass sie genau wissen, dass Impfen, dass das Spritzen von Giften insbesondere in Kinder, ausschließlich in einem „Konsens", in einer Idee, in einer Übereinstimmung und Genehmigung, aber nicht in wissenschaftlich bewiesenen, biologischen Tatsachen gründet.

Die einzige, seit dem 30.9.2000, infolge der Nachfragen von Bürgern nach Beweisen bewiesene Tatsache ist, dass die „Verantwortlichen" im Staat und die Ärzteschaft ganz genau wissen, dass wissenschaftlich vollkommen unbegründet Gifte, insbesondere in Kinder, gespritzt werden.

Nachfolgend werden drei weitere Dokumente zu den Virusbehauptungen und ein Dokument zur Behauptung der Möglichkeit der Krankheitsverursachung durch Bakterien, die infolge der Beweisfrage in Österreich entstanden, erstmalig einer breiteren Öffentlichkeit zugänglich gemacht. Ähnliche Beweisdokumente des Wissens liegen aus Deutschland und Italien (Südtirol) vor.

2.1b Das Schreiben der Ärztekammer für Salzburg vom 12.9.2002.

Ärztekammer für Salzburg

Frau
[redacted]

Salzburg, 12.9.02
OMR Dr. Öhler/ma/ 18353

Betrifft: ***Ihr Schreiben vom 30.8.02; Impfungen***

Sehr geehrte Frau [redacted],

Es ist begrüßenswert, wenn sich Eltern über Fragen Gedanken machen, die die Gesundheit ihrer Kinder betreffen. Leider nützen einige schwarze Schafe dieses Informationsbedürfnis, um mit irreführenden und nachweislich falschen Behauptungen Verwirrung zu stiften.

Nun zu Ihren Fragen: Bei allen Infektionskrankheiten, gegen die geimpft wird, wurde der Erreger schon lange zweifelsfrei nachgewiesen. So z.B. der Erreger der Kinderlähmung, das Poliomyelitisvirus, von Karl Landsteiner und E.Popper im Jahre 1908. Bei jeder Impfstoffentwicklung wird die Wirksamkeit gegen diese Krankheitserreger erneut getestet, sodass ein falscher Erreger längst aufgefallen wäre.

Da Impfstoffe biologische Substanzen sind, enthalten sie, wie auch Marmeladen und Essiggurkengläser, Zusatzstoffe, die die Stabilität der Impfstoffe und damit Wirksamkeit und Unschädlichkeit für die Laufzeit sichern. Diese Zusatzstoffe sind in unschädlichen Konzentrationen enthalten. Selbst höhere Konzentrationen würden bei weitem weniger dem Organismus schaden als die entsprechende Erkrankung.
Im übrigen steht das von Ihnen erwähnte Thiomersal seit Jahren bei Kinderimpfstoffen nicht mehr in Verwendung, da es durch geänderte Herstellungsverfahren nicht mehr benötigt wird.
Leider ist bei den Eltern das Bewusstsein über die Gefahren durch sogenannte Kinderkrankheiten nicht mehr vorhanden, da sie bedingt durch die Impfungen die bleibenden Schäden und Todesfälle nicht mehr wahrnehmen. So sind, um als Beispiel die Masern zu nehmen, in der Vorimpfära allein im Jahre 1881 in Salzburg 10 Kinder an dieser Krankheit verstorben bei einer Einwohnerzahl von rd 160.000, was auf die heutige Zahl 31 an Masern verstorbene Kinder bedeuten würde, mehr als eine Volksschulklasse!

Ärztekammer für Salzburg • Körperschaft öffentlichen Rechts • 5024 Salzburg Bergstraße 14 • Tel.: 0662/871327-0 • Fax DW 10 DVR 0002]2

Wir hoffen, Sie mit diesen Argumenten überzeugt zu haben; für weitere Fragen stehen Ihnen neben der Homepage der Österreichischen Ärztekammer und des Österreichischen Impfkomitees (www.impf.at) auch der Arbeitskreis für Vorsorgemedizin AVOS in Salzburg (Tel. 0662-624772) zur Verfügung.

Mit freundlichen Grüßen
für Sie:

ÄRZTEKAMMER FÜR SALZBURG

Der Impfreferent:

OMR Dr. Leopold Öhler eh.

Der geschäftsführende
Vizepräsident:

Dr. Terje Hovdar

2.1bb Irreführung über den Virusnachweis

Karl Krafeld

In Bayern würde man dieses Dokument der „Ärztekammer für Salzburg“ vom 12.9.02 als „hinterfurzig und verlogen“ bezeichnen. Das bayerische Volk zeichnet sich manchmal durch Klarheit in der Sprache aus. Der Verfasser „OMR Dr. Leopold Öhler“ ist kein „kleiner dummer Landarzt“. Er ist der Impfreferent der Ärztekammer für Salzburg. Er ist der „Impffachmann“ der Ärztekammer. Der Unterzeichner Dr. Terje Havdar, ist auch kein dummer Landarzt. Er ist der Vizepräsident der Ärztekammer für Salzburg. Dieses Dokument erfolgte im Namen aller Ärzte im Land Salzburg. Es kennzeichnet die Ärzte –nicht nur – im österreichischen Bundesland Salzburg.

Im ersten Absatz stellt die Ärztekammer lobend heraus, wenn sich Eltern Gedanken über die Gesundheit ihrer Kinder machen. Hiermit versuchen die Ärzte sich bei der Fragestellerin einzuschmeicheln. Dann erfolgt die harte Warnung der Ärztekammer vor den „schwarzen Schafen“, die das Informationsbedürfnis von Eltern missbrauchen „um mit irreführenden und nachweislich falschen Behauptungen Verwirrung zu stiften.“ Hinsichtlich dieser Warnung vor „schwarzen Schafen“, die mit „irreführenden und falschen Behauptungen Verwirrung stiften“, ist der Ärztekammer voll zuzustimmen.

Bei der Fragestellerin handelte es sich um eine junge Frau, die in der Schule während des Unterrichts nicht nur geschlafen hatte. Deshalb wusste sie, dass Viren sehr sehr klein sind, viel kleiner als Bakterien, und Viren nicht mit dem Lichtmikroskop sichtbar gemacht werden können, sondern nur mit dem Elektronenmikroskop. Sie wusste auch, dass das Elektronenmikroskop erst in der Zeit um 1930 erfunden worden war. Nach Erhalt des „Aufklärungsschreibens“ der Ärztekammer schaute sie im Lexikon nach und stellte fest, dass das Elektronenmikroskop 1931 erfunden worden ist. Studiert hat diese junge Frau nicht. Man wird auch davon ausgehen dürfen, dass die Salzburger Ärzte als Studenten während der Vorlesungen nicht nur geschlafen haben, sondern auch wissen, dass Viren nur mit dem Elektronenmikroskop sichtbar gemacht werden können, zweifelsfrei nachgewiesen werden können und das Elektronenmikroskop erst im Jahre 1931 erfunden worden ist.

Auf diesem Kenntnishintergrund ist der zweite Absatz, den die Salzburger Ärzte schreiben, bedeutend: „Nun zu Ihren Fragen: Bei allen Infektionskrankheiten, gegen die geimpft wird, wurde der Erreger schon lange zweifelsfrei nachgewiesen. So z.B. der Erreger der Kinderlähmung, das Poliomyelitisvirus von Karl Lahnsteiner und E. Popper im Jahre 1908.“

Tatsächlich behaupten die Salzburger Ärzte hier gegenüber einer Bürgerin, der ausschließlich das Recht zur Impfentscheidung obliegt, dass schon über 20 Jahre vor Erfindung des Elektronenmikroskopes, über 20 Jahre bevor es wissenschaftlich-technisch möglich war, Viren sichtbar zu machen, d.h. das behauptete Poliovirus „zweifelsfrei" nachzuweisen, das Poliovirus im Jahre 1908 „zweifelsfrei nachgewiesen" worden ist.

An dieser Behauptung der Salzburger Ärzte beweisen die Salzburger Ärzte selbst, wie wichtig deren Warnung vor „schwarzen Schafen" (erster Absatz) ist, die mit „irreführenden und nachweislich falschen Behauptungen Verwirrung" stiften. Die Salzburger Ärzteschaft beweist sich selbst – und nicht nur sich selbst – hier als große Herde „schwarzer Schafe", die sich in weißen Kitteln tarnen.

Unten auf der Seite verweisen die Ärzte auf die Schauergeschichte aus dem Jahre 1881, als 10 Kinder gestorben sind, angeblich an Masern. Im Jahre 1881 war auch in Salzburg die Kindersterblichkeit noch sehr hoch. Eine bedeutende Ursache war hierfür, insbesondere aufgrund unzureichender Kanalisationen, mangelhafte hygienische Verhältnisse infolge dessen Giftstoffe (Nitrite) aus den Fäkalien sich mit dem Trinkwasser vermischten. Nach Ausweitung der Kanalisation in Salzburg und vor Einführung einer flächendeckenden Masernimpfung sind – zufolge der Ärzteschaft – auch in Salzburg nie wieder in einem Jahr 10 Kinder an Masern gestorben. Darüber, wie im Jahre 1881 die Ernährungssituation in Salzburg war, schweigt die Ärztekammer hier auch. Eigentlich wird selbst von den Ärzten nirgendwo behauptet, dass Impfungen in der Lage wären, den Hunger zu stillen und das Trinkwasser zu reinigen.

Zuvor lügen die Salzburger Ärzte wiederum dreist. Sie versuchen den Eindruck zu erwecken, dass die Zusatzstoffe in den Impfstoffen vergleichbar mit den Zusatzstoffen sind, die zur Haltbarkeit von Marmelade und Essiggurken verwendet werden. Dieser Vergleich hinkt nicht nur. Eigentlich müsste ein Arzt schon einmal etwas davon gehört haben, dass „Marmelade und Essiggurken" gegessen und ausgeschieden werden. Marmelade und Essiggurken nehmen den Weg durch den Körper, den die Biologie hierfür vorgesehen hat. Hier wirken die biologischen Entgiftungsfunktionen, u.a. die Entgiftungsfunktion der Leber. Abschließend wirkt die biologische Ausscheidungsfunktion. Manch einer hat schon Erfahrung damit gemacht, dass dann, wenn die Essiggurken schlecht sind, d.h. wenn sich darin Giftstoffe angesammelt haben, letztere schneller, manchmal so schnell, dass man nicht einmal mehr früh genug die Toilette erreichen kann, wirken. Wenn dem Körper über den für die Nahrungsaufnahme zugewiesenen Weg Gifte zugeführt werden, versucht der Körper zuerst einmal, sich dieser Gifte so schnell wie möglich zu entledigen und / oder diese Gifte zu entgiften.

Impfstoffe dagegen werden in einen Körperbereich gespritzt, in dem keine natürlichen Entgiftungs- und Ausscheidungsfunktionen wirken. Das ist auch den

Salzburger Ärzten bekannt. Es ist kriminell, wenn die Salzburger Ärzte hier behaupten, dass Gifte, die in diese Körperbereiche gespritzt werden, aufgrund der geringen Konzentration unschädlich sind: „Diese Zusatzstoffe sind in unschädlichen Konzentrationen enthalten." Immerhin gestehen hier die Salzburger Ärzte ein, dass in den Impfstoffen giftige Zusatzstoffe enthalten sind.

Die Salzburger Ärzte weiter: „Selbst höhere Konzentrationen würden bei weitem weniger dem Organismus schaden als die entsprechenden Erkrankungen." Die Salzburger Ärzte verschweigen, aus welchem Kaffeesatz sie dieses Wissen gelesen haben.

Und dann stellen die Ärzte eine Tatsachenbehauptung auf: „Im übrigen steht das von Ihnen erwähnte Thiomersal seit Jahren bei Kinderimpfstoffen nicht mehr in Verwendung, da es durch geänderte Herstellungsverfahren nicht mehr benötigt wird."
„Thiomersal" ist der Handelsname für eine organische Quecksilberverbindung. Die Giftigkeit von Quecksilber ist unstrittig. Als noch die alten Fieberthermometer benutzt wurden, warnte man davor, mit den Quecksilberkügelchen in Verbindung zu kommen, wenn ein Fieberthermometer zerbrochen war. Besonders wurde davor gewarnt, dass Kinder diese Kügelchen in den Mund nehmen und verschlucken. Jedenfalls gestehen hier die Salzburger Ärzte ein, dass früher dieses Gift in Kinder gespritzt wurde.

Die „geänderten Herstellungsverfahren" auf die die Salzburger Ärzte sich hier beziehen sind eigentlich keine veränderten Verfahren. Es werden nur einfach andere, viel gefährlichere Gifte in die Impfstoffe getan und in die Kinder gespritzt. Beispielsweise enthält der auch im Dez. 2002 in Österreich zugelassene sechsfach-Impfstoff HEXAVAC, der in Säuglinge gespritzt wird, 0,3 mg des hochgiftigen Aluminiumhydroxyd.

Die Ärzte verhalten sich so wie die eine Frau, die stolz ihrer Freundin erzählt: „Meinen leider verstorbenen Männern habe ich vorher Arsen gegeben. Das mache ich mit meinem jetzigen Mann nicht mehr. Meinem jetzigen Mann gebe ich Zyankali in die Suppe."

Die Salzburger Ärzte dokumentieren hier nicht nur ihr Wissen, dass das behauptete Poliovirus niemals nachgewiesen worden ist. Über 20 Jahre vor Erfindung des Elektronenmikroskopes war es wissenschaftlich-technisch unmöglich, ein Virus „zweifelsfrei nachzuweisen". Die Ärzte beweisen hier auch ihre absichtliche skrupellose Irreführung der Bevölkerung. Die Ärzte beweisen hier auch den Zweck dieser Irreführung: Es soll zugestimmt werden, dass insbesondere in Kinder Gifte gespritzt werden, die langzeitlich oder dauernd im Körper wirken. Hierzu bedienen sich die Ärzte der Angsterzeugung mittels Horrorgeschichten, hier der Geschichte aus dem Jahre 1881 in Salzburg.

Exemplarisch leicht nachweisbar an der Behauptung über das Poliovirus, beweisen hier die Salzburger Ärzte, dass sie ganz genau wissen, dass die von ihnen behaupteten krankmachenden Viren keine biologisch-wissenschaftlich bewiesenen Tatsachen sind, sondern nur ein „Konsens“ sind, dass diese Viren nicht wissenschaftlich nachgewiesen sind, sondern nur „im Rahmen eines internationalen wissenschaftlichen Konsenses“ als wissenschaftlich nachgewiesen gelten, wie der Konsens „HIV“.

Nicht nur die Salzburger Ärzte wissen genau was sie tun. Sie handeln absichtlich. Sie haben studiert, überwiegend sogar promoviert und tragen als Beweis dafür den Titel „Dr.“ zu ihrem Namen, d.h. sie weisen öffentlich durch ihren Namenszusatz nach, dass sie zum selbständigen wissenschaftlichen Arbeiten in der Lage sind. Entschuldigungen für diese Ärzte können nicht greifen.

Die Warnung der Salzburger Ärzte vor den „schwarzen Schafen“, die „mit irreführenden und nachweislich falschen Behauptungen Verwirrung“ stiften, sollten insbesondere Mütter sehr sehr ernst nehmen. Die Salzburger Ärzte erwecken hier jedoch irreführend den Irrtum, es gäbe nur „einige schwarze Schafe“. Die Salzburger Ärzteschaft selbst, vertreten durch deren Vizepräsidenten und deren Impfreferenten, beweisen mit dem Schreiben vom 12.9.02, dass nahezu die ganze Ärzteschaft eine Herde schwarzer Schafe ist, die durch weiße Kittel getarnt sind und allenfalls „einige“ Ärzte nicht dieser schwarzen Schafherde zugeordnet werden dürfen, weil sich diese Ärzte von dieser Herde schwarzer Schafe distanzieren. Aus dem Bundesland Salzburg jedoch ist mir bisher ein solcher Arzt noch nicht bekannt geworden, der sich ausdrücklich von dieser Ärztekammer distanziert.

Nur „schwarze Schafe“ behaupten einen „Konsens“ als biologische Tatsache. Nur „schwarze Schafe“ behaupten eine Virusidee als einen tatsächlich biologisch existierenden, krankheitsverursachenden Virus und spritzen auf der Grundlage dieser Irreführung (Lüge) Gifte, insbesondere in schutzbedürftige hilflose Kinder.

2.1c Schreiben der Gesundheitslandesrätin in Oberösterreich, Frau Dr. Silvia Stöger vom 28. Mai 2001 an zwei Landtagsabgeordnete.

Dr. Silvia
Stöger
Landesrätin

28. Mai 2001-Bit/St
Bitte bei Antwortschreiben obiges Zeichen anführen!

LAbg. Gunther Trübswasser
LAbg. Doris Eisenriegler
Klub der Grünen
Landgutstraße 17
4040 Linz

Sehr geehrte Frau Landtagsabgeordnete!
Sehr geehrter Herr Landtagsabgeordneter!

Zu Ihrer schriftlichen Anfrage vom 27.4.2001 **betreffend Impfrisiko und Information darüber bei den Gesundheitsbehörden in Oberösterreich** nehme ich folgendermaßen Stellung:

Zu Frage 1.:
Zu Impfzwischenfällen in Oberösterreich liegen keine Unterlagen auf, da diese Daten nicht vom Land gesammelt werden. Genauere Informationen gibt es beim Bundesministerium für soziale Sicherheit und Generationen, Abt. Arzneimittelüberwachung.
Impfungen können, wie alle Medikamente, neben ihrer Wirkung auch unerwünschte Wirkungen haben. Diese Nebenwirkungen werden für die Zulassung der jeweiligen Impfung genau untersucht und im Beipacktext mit Angabe ihrer Häufigkeit beschrieben. Auch die Merkblätter des öffentlichen Gesundheitsdienstes enthalten Informationen über Art und Häufigkeit von Nebenwirkungen.

Zu Frage 2.:
Viren sind seit langem als krankmachende Agentien bekannt. Erst durch die Elektronenmikroskopie ist es möglich geworden, Viren zu sehen und zu fotografieren. Wissenschaftliche Beweisliteratur zu benennen, ist ein Fass ohne Boden. Literatur über Viren und Impfungen kann ganze Bibliotheken füllen. Die Vermutung, dass ein ganzer Zweig der Medizin, nämlich die Infektiologie, Virologie und Immunologie, mit der sich weltweit tausende Wissenschafter beschäftigen, auf einem Wahngebilde aufgebaut ist, entbehrt jeder Grundlage.
Täglich gibt es Meldungen über die Entschlüsselung des menschlichen genetischen Codes, über gentechnische Manipulationen und Klonen. Diese Dinge, wenn auch oft negativ besetzt, werden (zurecht) von ihrer naturwissenschaftlichen Grundlage her nicht in Frage gestellt. Diese Wissenschaften beschäftigen sich jedoch mit zum Teil noch viel kleineren Strukturen als es die Viren sind.

A-4020 Linz, Starhembergstraße 14
Telefon: 0732/7720-1120, Telefax: 0732/7720-1149
e-mail: lr.stoeger@ooe.gv.at

DVR Nr. 0069264

- 2 -

Zu Ihrer Frage nach den Virusnachweisen lege ich Bilder von Viren aus einem eher älteren Buch (Gsell/Mohr, Infektionskrankheiten, Springer Verlag, Berlin,1967) bei, an denen Sie sehen können, dass die Virusstrukturen bereits damals nicht nur fotografiert, sondern auch in allen Einzelheiten beschrieben wurden. Des weiteren weise ich auf Bilder und (auch für Laien aufbereitete) Texte über Viren aus dem relativ neuen Medium Internet hin (www.clickfish.com/clickfish/guidearea/wissensbildung/biologie/virologie/einf.html). Damit möchte ich zeigen, dass die Fülle der Arbeiten zum Thema Viren eine unendlich große und vielfältige ist. Weitere "Virusnachweise" und Bilder finden sich im Internet, in einschlägigen Fachzeitschriften und in der medizinischen Fachliteratur.

Um zu den Impfungen zu kommen: Die Struktur der Viren ist teilweise so genau erforscht, dass man sich dieses Wissen zunutze macht und für die Impfstoffe nur bestimmte, nicht krankmachende Teile von Viren verwendet, um das menschliche Immunsystem anzuregen. Auch das menschliche Immunsystem ist genauestens erforscht. Auch hier kann die Literatur ganze Bibliotheken füllen. Auch hier brauchen Sie nur eine medizinische Buchhandlung aufzusuchen, um die Fülle der "Nachweise" mit eigenen Augen sehen zu können.

Zu den Fragen 3 und 4.:
Zur Beweisliteratur muss festgehalten werden, dass die Beweiserbringung zur Wirksamkeit und Unschädlichkeit eines Impfstoffes nicht Sache eines einzelnen niedergelassenen Arztes sein kann, da dieser gar nicht im Besitz der Unterlagen ist, die eine solche Beweisführung ermöglichen. Impfstoffe unterliegen, wie andere Arzneimittel auch, einem strengen Zulassungsverfahren, in welchem der Zulassungswerber ausführliche Dokumentationen über Wirksamkeit, Verträglichkeit und Unschädlichkeit des Produktes beibringen muss.

Zu Frage 5.:
Erfahrungswerte aus anderen Staaten gibt es in unzähliger Fülle, die gesamten Impfprogramme der Weltgesundheitsorganisation sind darauf aufgebaut.

Zu Frage 6.:
Informationen geben die Landessanitätsdirektion, die Sanitätsdienste der Bezirksverwaltungsbehörden, die niedergelassenen Ärzte, insbesondere die Praktiker und Kinderärzte, diverse Broschüren, Merkblätter des Ministeriums, der Landesgesundheitsbehörden, des ORF.
Selbstverständlich steht auch mit dem Internet eine zum Teil ausgezeichnete Informationsquelle zur Verfügung. Seriöse Homepages zum Thema Infektionskrankheiten, Impfungen bieten das deutsche Robert Koch Institut: www.rki.de die WHO (Weltgesundheitsorganisation): www.who.int. , das Bundesministerium für soziale Sicherheit und Generationen: www.bmsg.at , das Paul Ehrlich-Institut in Deutschland www.pei.de , die Centers for Disease Control and Prevention (CDC) www.cdc.gov und viele mehr.

Mit freundlichen Grüßen

Beilage

Höger

2.1cc Irreführung über Bibliotheken füllende Literatur, über nachgewiesene krankmachende Viren.

Karl Krafeld

Auf dem Hintergrund der durch die Ärztekammer für Salzburg erfolgten geheimen Offenbarung, dass das Poliovirus schon über 20 Jahre vor Erfindung des Elektronenmikroskopes „zweifelsfrei" nachgewiesen worden ist, gewinnt das Schreiben der Gesundheitslandesrätin für Oberösterreich, Frau Dr. Silvia Stöger an die Abgeordneten des Landtages in Oberösterreich Herrn Gunther Trübwasser und Frau Doris Eisenriegler an Bedeutung. Die Position der Gesundheitslandesrätin ist vergleichbar der Position einer Landesgesundheitsministerin in den Ländern oder einer Gesundheitssenatorin in den Stadtstaaten in der Bundesrepublik Deutschland. Frau Dr. Silvia Stöger ist Ärztin.

Mit Datum vom 28. Mai 2001 schreibt die Landesregierung von Oberösterreich, Frau Gesundheitslandesrätin Dr. Silvia Stöger, an Abgeordnete des Landtages von Oberösterreich unter „zu Frage: 2:":

„Erst durch die Elektronenmikroskopie ist es möglich geworden, Viren zu sehen und zu fotografieren."

Hier betont die Regierung von Oberösterreich die Bedeutung der Erfindung der Elektronenmikroskopie für den Nachweis von Viren.

Weiter wird ausgeführt: „Wissenschaftliche Beweisliteratur zu benennen, ist ein Fass ohne Boden. Literatur über Viren und Impfungen kann ganze Bibliotheken füllen."
Dieses Argument hört man immer wieder, wenn nach einer, wirklich nur einer konkreten Beweisliteratur gefragt wird: „Es gibt ganze Wagenladungen von Beweisen." Gefragt wird in der Regel nicht danach, ob es Wagenladungen voller Beweise gibt. Gefragt wird in der Regel nur nach einem einzigen überprüfbaren Beweis.

Können diese Gesundheitspolitiker (und Ärzte) vor lauter Bäumen im Wald nicht mehr einen einzigen Baum zeigen? Wenn die Beweise „ganze Bibliotheken" füllen, dann kann und dürfte es doch kein Problem sein, einen dieser Beweise in den Bibliotheken genau zu benennen, indem die Literaturstelle ganz genau angegeben wird.

Tatsächlich gibt Frau Dr. Stöger auch eine Literatur an: „Gsell/Mohr, Infektionskrankheiten, Springer Verlag, Berlin 1967". Sie fügt dem Schreiben sogar Kopien von Bildern aus diesem Buch bei und behauptet zu den Bildern: „an denen

Sie sehen können, dass die Virusstrukturen bereits damals nicht nur fotografiert, sondern auch in allen Einzelheiten beschrieben wurden." Darüber hinaus weist Frau Dr. Stöger die Landtagsabgeordneten, denen die Kontrolle der Landesregierung obliegt, auf Bilder von Viren hin, die im Internet verbreitet werden. Weiter schreibt Frau Dr. Stöger an die Landtagsabgeordneten: „Damit möchte ich zeigen, dass die Fülle der Arbeiten zum Thema Viren eine unendlich große und vielfältige ist. Weitere „Virusnachweise" und Bilder finden sich im Internet, in einschlägigen Fachzeitschriften und in der medizinischen Fachliteratur."

Bei dem Buch „Infektionskrankheiten", das Frau Dr. Stöger nennt und aus dem sie Bilder kopiert hat, handelt es sich um ein Lehrbuch. In einem Lehrbuch erfolgt kein Nachweis. Ein Lehrbuch fasst die Lehre, fasst Nachweise zusammen und stellt diese dar. Der Nachweis eines Virus erfolgt in einer eigenständigen wissenschaftlichen Arbeit, in der ausschließlich dieses Virus überprüf- und nachvollziehbar, nachgewiesen wird. Unverzichtbar bei diesem Virusnachweis innerhalb einer wissenschaftlichen Publikation, die als Virusnachweis behauptet werden kann und darf, ist die Dokumentation des isolierten, von allen Fremdbestandteilen gereinigten Virus mittels Elektronenmikroskop.

Für einen Virusnachweis ist diese Isolation unverzichtbar. Erst wenn das Virus von allen Fremdbestandteilen gereinigt ist und nur noch Viren derselben Art vorhanden sind, dann ist es möglich die Struktur des Virus genauer zu erforschen. Die Struktur kann nicht genauer erforscht werden, bevor das Virus nicht in von Fremdbestandteilen gereinigter Form vorliegt.

Auf S.2 behauptet Frau Dr. Stöger: „Die Struktur der Viren ist teilweise so genau erforscht, dass man sich dieses Wissen zunutze macht und für die Impfstoffe nur bestimmte, nicht krankmachende Teile von Viren verwendet, um das menschliche Immunsystem anzuregen."

Eine Erforschung der „Struktur der Viren" ist wissenschaftlich-technisch nur möglich, wenn das Virus zuvor isoliert worden ist. Wenn also zufolge von Frau Dr. Stöger, in dieser Literatur die Struktur der Viren nachgewiesen worden ist, dann muss in dieser Literatur zumindest das elektronenmikroskopische Foto des isolierten Virus dokumentiert sein.

Jeder Grundschüler kann feststellen, dass auf keinem der Fotos, die Frau Dr. Stöger aus dem Buch „Gsell/Mohr, Infektionskrankheiten" kopiert hat und als Virusbeweis behauptet, gleich große Teile dokumentiert worden sind. Wenn jeder Grundschüler das feststellen kann, dann kann Frau Gesundheitslandesrätin Dr. Stöger das auch.

Als Ärztin, als studierte Medizinerin, weiß Frau Dr. Stöger ganz genau, dass es sich bei den Fotos, die sie als Virusbeweis behauptet, um elektronenmikroskopische Aufnahmen aus Zellen handelt, auf denen unterschiedlich große Teile abgebildet sind und von irgendeinem Teil, außer einem weiteren Beweis, einfach nur behauptet wird, dass es Viren sein sollen. Oder es handelt sich um Bildchen, die am Computer erstellt worden sind, auf der Grundlage von sog. Elektronenrasterfotos.

Frau Dr. Stöger jedenfalls weiß ganz genau, dass es sich bei den Fotos, die sie den Landtagsabgeordneten als Virusbeweis vorlegt, um alles Mögliche handelt, nicht aber um einen Virusnachweis, nicht um das elektronenmikroskopische Foto von isolierten, d.h. von allen Fremdbestandteilen gereinigten Viren.

Das Regierungsmitglied Frau Dr. Stöger schreckt nicht nur nicht davor zurück, die Bürger in die Irre zu treiben. Absichtlich betreibt sie mit diesem Schreiben vom 28. Mai 2001 eine Irreführung von Mitgliedern des Landtages von Oberösterreich, denen die Kontrolle der Landesregierung von Oberösterreich obliegt.

Auf diesem Hintergrund ist zu lesen, was Frau Gesundheitslandesrätin Dr. Stöger unter „Zu Frage 2:“ als letzten Satz im ersten Absatz als Begründung gegenüber den Landtagsabgeordneten vorbringt:
„Die Vermutung, dass ein ganzer Zweig der Medizin, nämlich die Infektiologie, Virologie und Immunologie, mit der sich weltweit tausende Wissenschaftler beschäftigen, auf ein Wahngebilde aufgebaut ist, entbehrt jeder Grundlage.“

Hier bringt die Gesundheitslandesrätin als abschließenden Beweis vor: Weil alle dabei mitmachen und alle daran glauben, deshalb muss es richtig sein, was alle sagen. Diese Begründung erinnert gefährlich an die Rechtfertigung von Verbrechen in der Nazizeit, die damit gerechtfertigt werden, „weil ja alle mitgemacht haben“. In Österreich und Deutschland sollten solche Rechtfertigungsversuche mit „alle machen ja mit“ eigentlich der Vergangenheit angehören. Frau Gesundheitslandesrätin Dr. Stöger beweist, dass dieses Rechtfertigungsmuster „alle machen mit“ heute in Österreich hoch hochaktuell ist.

Ob die „Infektiologie, Virologie und Immunologie“, mit der sich weltweit tausende Wissenschaftler beschäftigen“ ein Wahngebilde ist, ist keine Frage der „Vermutung“, kann zumindest nicht länger eine Frage von „Vermutung“ sein. Eine solche „Vermutung“ muss zur logischen Konsequenz haben, dass diejenigen, die die „Infektiologie, Virologie und Immunologie“ als etwas behaupten, das in wissenschaftlich bewiesenen Tatsachen und nicht in „Wahngebilden“ gründet, nach den wissenschaftlichen, d.h. überprüf- und nachvollziehbaren Beweisen gefragt werden.

Erst die Antworten lassen dann eine Aussage darüber zu, ob es sich bei der „Infektiologie, Virologie und Immunologie“ um ein Wahngebilde handelt.

Sowohl das Schreiben der Ärztekammer für Salzburg vom 12.9.02 als auch das Schreiben der Gesundheitslandesrätin von Oberösterreich vom 28. Mai 2001 sind wenig geeignet, als Beleg dafür herangezogen zu werden, dass es sich bei der schulmedizinischen „Infektiologie, Virologie und Immunologie“ nicht um ein Wahngebilde handelt.

Warum behauptete Frau Dr. Stöger „ganze Bibliotheken voller Nachweise“, anstatt auch nur einen ganz konkreten Nachweis eines von der Schulmedizin als krankheitserregend behaupteten Virus mittels Benennung der konkreten Beweisliteratur zu benennen. Eine Veröffentlichung, die beweist und in der nicht nur geschrieben ist, dass alle davon ausgehen, dass weltweit „tausende Wissenschaftler“ sich damit beschäftigen, indem sie nur von etwas ausgehen, indem sie nur einem Konsens zugestimmt haben und zwar dem Konsens, dass niemand der etwas behauptet, die Wahrheit seiner Behauptung auch beweisen muss.

Ein „Konsens“ ist kein wissenschaftlicher Beweis. Ein „Konsens“ bedeutet „Zustimmung, Genehmigung“. Sicherlich können sich tausende von sogenannten Wissenschaftlern damit beschäftigen und tausende Wissenschaftler damit (sinnlos) beschäftigt werden, hoch und runter sich mit diesem „Konsens“ zu beschäftigen. Würde ein wissenschaftlicher Beweis erbracht oder ernsthaft nach diesem Beweis gesucht und festgestellt, dass dieser Beweis nicht erbringbar ist, weil die Vermutung nicht begründbar ist, würde ein erheblicher Teil dieser tausenden sogenannten Wissenschaftler beschäftigungslos werden. Das wissen alle, die hierbei mitmachen. Deshalb beteiligen sich weltweit tausende von Wissenschaftlern an diesem nicht nur sinnlosen weltweiten Beschäftigungsprogramm, zu Lasten der Gesundheit der Bürger und zu Lasten der Steuerzahler – zum Wohle der Pharmaindustrie deren Gewinngrundlagen diese sinnlosen Beschäftigungsprogramme für weltweit tausende sogenannter Wissenschaftler sind.

Als Virusbeweis führt Frau Gesundheitslandesrätin Dr. Silvia Stöger hier letztendlich ein heutiges weltweites sinnloses und gefährliches und teures Beschäftigungsprogramm für sogenannte Wissenschaftler an. Kostengünstiger und weniger gesundheitsschädigend wäre es, diese tausende Wissenschaftler auf eine Insel in der Karibik zu verbannen.

2.1d Schreiben der Landessanitätsdirektion für Oberösterreich, Frau Dr. Eva Magnet, vom 9. Jänner 2002.

LANDESSANITÄTSDIREKTION

4021 Linz
Harrachstraße 16a

LAND OBERÖSTERREICH

Aktenzeichen: ***San-110204/8-2002-Mag/Br***

Bearbeiterin: Dr. Eva Magnet
Telefon: 0732 / 7720-14332
Fax: 0732 / 7720-14396
E-mail: san.post@ooe.gv.at

9. Jänner 2002

Herrn
[redacted]

Pockenviren –
Ihre Anfrage vom 10.12.2001

Sehr geehrter Herr [redacted]

In letzter Zeit haben mich, wie Sie auch selbst schreiben, immer wieder ähnliche Anfragen zu den verschiedensten Krankheitserregern erreicht. In der Beilage 1 sende ich Ihnen einerseits meine bereits "vorbereitete" Antwort auf ähnliche Briefe, andererseits möchte ich auch gern zu den Pocken Stellung nehmen:

Pocken waren in den letzten Jahrhunderten eine Geißel der Menschheit auch in Europa. Die Krankheit hat in früheren Jahrhunderten die Einwohnerzahl von Städten und Landstrichen oft um 30 – 50 % dezimiert. Durch die Einführung der Pockenimpfung im 19. Jahrhundert konnten vorerst die schlimmsten Seuchenzüge verhindert werden. Allerdings wurde die "Impfung" auf primitivstem Wege hergestellt und basierte nicht auf heutzutage geforderten wissenschaftlichen Erkenntnissen und Nachweismethoden, sondern einfach auf Erfahrung. Diese "Erfahrung" zeigte, dass im allgemeinen jene, die geimpft waren, nicht oder nur leicht erkrankten, während jene die nicht geimpft waren, zum Großteil schwer erkrankten oder starben. Die Impfung wurde weiter verbessert, war jedoch bis zum Schluss (endgültige Ausrottung der Pocken 1977 durch weltweite Pflichtimpfungen) in puncto Nebenwirkungen nicht zufriedenstellend.

Die heutigen Impfungen sind nach neuesten wissenschaftlichen Erkenntnissen hergestellt, ihre Wirkungsweise und Schutzrate genau untersucht, die Nebenwirkungen bekannt gering. Auch hier gilt nachweislich: Der überwiegende Teile der Geimpften ist gegen die Krankheit geschützt. Je mehr Leute sich impfen lassen, umso weniger kann eine Infektion von einem zum anderen übertragen werden. Dadurch sind bei vielen Infektionskrankheiten, aber nicht bei allen, auch jene geschützt, die sich nicht impfen lassen, nicht geimpft werden können oder trotz Impfung keinen Impfschutz aufbauen (sog. "Non-Responder" gibt es bei allen Impfungen in mehr oder weniger großem Prozentsatz).

Wann die Pockenviren wirklich zum ersten Mal elektronenmikroskopisch entdeckt wurden, kann ich Ihnen nicht sagen. Weder ist es meine Aufgabe als Amtsärztin noch erlauben es mir meine anderen Tätigkeiten als Amtsärztin aus Zeitgründen solche Literaturrecherchen anzustellen. In einem älteren Lehrbuch, und nur dort, findet man genauere Schilderungen der Krankheit (Beilagen 2). In der beigefügten Literaturliste sind Arbeiten aus den 50er und 60er Jahren beschrieben. Interessant für Ihre Fragestellung und immer wieder im Text erwähnt, erscheint die Arbeit von PETERS, ANDRES und NILSON: Virologische Untersuchungen, Deutsche medizinische Wochenschrift Nr. 83, aus 1958. Sie werden einsehen, dass es einen unendlichen Zeitaufwand erfordert, allen angegebenen Literaturhinweisen nachzugehen. Literaturrecherchen, wie sie von Ihnen gefordert werden, können nur entsprechende Universitätsinstitute im Rahmen von wissenschaftlichen Arbeiten durchführen. Ich bitte Sie, sich an diese zu wenden.

Ihre Frage b) erübrigt sich, wenn Sie die mitgeschickte Literatur wirlich genau durchlesen und nicht gleich nach dem ersten, sehr wissenschaftlich gestalteten Seiten, weglegen, weil sie zu kompliziert klingen. Wenn man Nachweise fordert, muss man sich auch die Zeit nehmen, diese für Laien schwierige Literatur zu studieren.

Nun noch zu Ihrem Satz: "Ich bitte Sie, mich nicht mit Aussagen aus Lehrbüchern zu vertrösten, die sich auf Untersuchungen des 19. Jahrhunderts berufen."
Gerade die Erstveröffentlichungen interessieren Sie ja, also muss man sich auf ältere Werke berufen.
Elektronenoptische Untersuchungen sind angesichts der Tatsache, dass sich andere diagnostische Methoden rasant entwickelt haben, sehr in den Hintergrund getreten. Das heißt, es gibt andere Methoden die Anwesenheit von Viren im Körper festzustellen (Antikörpertests, Zellkulturen, Polymerase-Chain-Reaction = PCR, um nur einige gängige zu erwähnen).
Lassen Sie mich einen Vergleich anstellen:
Es ist technisch sehr schwer Viren sichtbar zu machen, da sie unendlich klein sind und mit dem Elektronenmikroskop nur ein "virtuelles" Bild erzeugt werden kann. Etwa vergleichbar ist dies, wenn man einem Blinden einen Apfel erklären will: sehen kann er ihn nicht, aber er kann ihn riechen, fühlen, schmecken, schneiden, schälen, abbeißen, usw., mit der Zeit weiß er, obwohl er ihn nicht sieht, was ein Apfel ist.
Das soll heißen, man muss die Viren nicht immer sehen (= elektronenoptisch nachweisen), um zu wissen, dass sie da sind. Man kann sie auch anders "begreifen", indem sie jemanden krank machen, bestimmte Zellen zerstören, Antikörper gegen sie gebildet werden, usw.

Ich hoffe, ich habe Ihnen mit diesen Ausführungen ein bisschen weiterhelfen können und stehe auch für telefonische Anfragen gerne zur Verfügung.

Beilagen: Conv.

Mit freundlichen Grüßen
Für den Landeshauptmann
Im Auftrag

Dr. Eva Magnet

Hinweise:
Wenn Sie mit uns schriftlich in Verbindung treten wollen, richten Sie Ihr Schreiben bitte an das Amt der Oö. Landesregierung, Landessanitätsdirektion, Harrachstraße 16a, 4021 Linz, und führen Sie das Aktenzeichen dieses Schreibens an.

Seite 2

2.1dd Ist das Elektronenmikroskop blind? Der blinde Virusnachweis.

Karl Krafeld

Die Salzburger Ärztekammer behauptet mit Datum vom 12.9.2002, dass das Poliovirus 1908, also über 20 Jahre vor Erfindung des Elektronenmikroskopes, zweifelsfrei nachgewiesen worden ist. Frau Gesundheitslandesrätin Dr. Silvia Stöger behauptet mit Datum vom 26.Mai 2001 „Erst durch die Elektronenmikroskopie ist es möglich geworden, Viren zu sehen und zu fotografieren."

Erstaunlich ist was Frau Dr. Eva Magnet von der Landessanitätsdirektion im Land Oberösterreich dazu sagt, dass Viren mittels Elektronenmikroskop sichtbar gemacht werden können. Frau Dr. Magnet ist in Oberösterreich zuständig für den Bereich „Impfen". Sie ist der Gesundheitslandesrätin Frau Dr. Stöger untergeordnet:

Frau Dr. Magnet im Schreiben vom 9.1.2002, Seite 2, fünfter Absatz:

„Es ist technisch sehr schwer Viren sichtbar zu machen, da sie unendlich klein sind und mit dem Elektronenmikroskop nur ein „virtuelles" Bild erzeugt werden kann."

Frau Dr. Stöger behauptet, die Elektronenmikroskopie habe es möglich gemacht, Viren zu sehen und zu fotografieren und die ihr untergebene Frau Dr. Magnet sagt, dass das Elektronenmikroskop kein wirkliches Bild machen kann, sondern nur ein „virtuelles" Bild und es deshalb sehr schwer ist, Viren sichtbar zu machen.

Kann man denn nun mit einem Elektronenmikroskop Viren sehen wie Frau Dr. Stöger sagt oder kann man es nicht, da man mit dem Elektronenmikroskop nichts Wirkliches sehen kann, sondern nur etwas „Virtuelles", etwas nicht Wirkliches. Langsam sollte sich die Landesregierung von Oberösterreich endlich einmal darauf einigen, einen Konsens bilden, was man mit einem Elektronenmikroskop sehen kann, etwa Wirkliches oder nur etwas nicht Wirkliches. Besser wäre es noch, die Landesregierung würde hier keinen „Konsens" bilden, sondern würde einfach einmal überprüfen, ob man mit dem Elektronenmikroskop etwas Wirkliches sehen kann oder nur etwas Unwirkliches sehen kann.

Frau Dr. Magnet erklärt, wie sich das mit dem Unwirklichen verhält, das man mit dem Elektronenmikroskop nur sehen kann (S. 2, fünfter Absatz, ab zweiten Satz):

„Etwa vergleichbar ist dies, wenn man einem Blinden einen Apfel erklären will: sehen kann er ihn nicht, aber er kann ihn riechen, fühlen, schmecken, schneiden, schälen, abbeißen, usw., mit der Zeit weiß er, obwohl er ihn nicht sieht, was ein Apfel ist.“

Zum Erstaunen derjenigen, die täglich an Elektronenmikroskopen arbeiten oder die zumindest schon einmal mit einem Elektronenmikroskop gearbeitet haben, erklärt Frau Dr. Magnet von der Landessanitätsdirektion in Linz (Oberösterreich) hier sämtliche Elektronenmikroskope zu „Blinden“. Mir ist nicht bekannt, dass jemals zuvor eine solch radikale vernichtende Kritik an die heute in der Molekularbiologie bedeutende Methode der Elektronenmikroskopie erfolgte, wie hier durch die Landessanitätsdirektion, durch Frau Dr. Magnet erfolgte: Elektronenmikroskope sind tatsächlich vergleichbar einem Blinden und liefern nur Illusionen, liefern nur „virtuelle“ Bilder, sind aber nicht in der Lage, die Wirklichkeit abzubilden.

Frau Dr. Magnet erklärt die Bedeutung des „blinden Elektronenmikroskopes“ für die Medizin, nämlich die Nutzlosigkeit dieses „blinden Elektronenmikroskopes“:

„Das soll heißen, man muss Viren nicht immer sehen (= elektronenmikroskopisch nachweisen), um zu wissen, dass sie da sind. Man kann sie auch anders „begreifen“, indem sie jemanden krank machen, bestimmte Zellen zerstören, Antikörper gegen sie gebildet werden, usw.“

Nochmals zurück zu dem „blinden Apfelbeispiel“: Hier war zumindest jemand der den Apfel gesehen hat („wenn man einem Blinden einen Apfel erklären will:“). Derjenige, der erklärt, hat zumindest schon einmal einen Apfel gesehen und derjenige, der sich erklären läßt vertraut diesem, dass er ihn nicht in die Irre führt.

Die „Viren“ der Frau Dr. Magnet hat aber noch niemand gesehen. Das Elektronenmikroskop ist zufolge Frau Dr. Magnet ja blind, ist mit einem Blinden zu vergleichen. Und Frau Dr. Magnet behauptet jetzt, dass dann, wenn noch niemals irgend jemand dieses behauptete Virus gesehen hat, man mit „riechen, fühlen, schmecken, schneiden, schälen, abbeißen usw.“ oder aufgrund der Tatsache, dass jemand krank wird, dass Zellen zerstört werden, d.h. zerfallen, dass Antikörper, also Eiweiße gebildet werden, sowohl Äpfel als auch Viren nachweisen kann – von denen, weil niemand sie gesehen hat, niemand behaupten kann, dass sie existieren.

Frau Dr. Magnet weist hier auf die sog. „indirekten Nachweisverfahren“ hin. Beim „Apfelbeispiel“ ist der indirekte Nachweis möglich im Vertrauen des Blinden auf die Ehrlichkeit desjenigen, der schon einmal einen Apfel gesehen hat, der schon einmal einen Apfel nachgewiesen hat. Wenn diese Voraussetzung erfüllt ist, dann sind wirklich indirekte Nachweisverfahren möglich. Ein sogenanntes indirektes Nachweisverfahren ist dann möglich, wenn eine Eichung an dem direkt nachgewiesenen möglich ist. Voraussetzung für die Eichung ist, dass tatsächlich das, was indirekt nachgewiesen werden soll, jemals direkt nachgewiesen worden ist.

Liest man diese Stelle der Frau Dr. Magnet genau und langsam und unter Nutzung des Verstandes, erkennt man hier, dass Frau Dr. Magnet ihr Wissen eingesteht, dass kein als Krankheitserreger behauptetes Virus jemals direkt nachgewiesen worden ist, dass alle als Krankheitserreger behaupteten Viren nur aufgrund eines wissenschaftlichen Konsenses als wissenschaftlich nachgewiesen gelten. Da ist das sog. AIDS-Virus „HIV" keinesfalls eine Ausnahme, sondern Normalität in der Schulmedizin.

Dass Frau Dr. Magnet der Schulmedizin verpflichtet ist, erklärte sie als Zeugin am 15. Mai 2003 vor dem Landesgericht in Linz (4 Cg 72/01b) in einem Verfahren gegen Dr. Stefan Lanka, das durch die Ärztekammer von Oberösterreich angestrebt worden war.

Aus der Zeugenaussage der Frau Dr. Magnet: „Auch wir von der Landessanitätsstelle sind natürlich der Schulmedizin verpflichtet und halten uns an deren Empfehlungen. Ich kann nur noch sagen, dass ich ebenfalls bei einem Vortrag von Dr. Lanka gewesen bin. Dabei hat er meiner Ansicht nach schon auch haarsträubende Unrichtigkeiten gesagt, wie beispielsweise, dass es keine Viren gebe und derartige noch gar nicht nachgewiesen worden wären. Dies steht natürlich nicht im Einklang mit den derzeitigen Ergebnissen der Schulmedizin."

Sicherlich ist Dr. Lanka schwerlich in Einklang zu bringen mit einer Wissenschaft (Schulmedizin), in der vorgebracht wird, dass das Poliovirus über 20 Jahre vor der Erfindung des Elektronenmikroskopes zweifelsfrei nachgewiesen worden ist (Ärztekammer Salzburg) und das Elektronenmikroskop blind ist und mit dem blinden Elektronenmikroskop nicht wirkliche, sondern nur „virtuelle" Bilder erzeugt werden können (Frau Dr. Magnet) und es erst durch die Elektronenmikroskopie möglich geworden ist, „Viren zu sehen und zu fotografieren" (Frau Dr. Stöger).

Auf S. 2, im ersten Satz des vierten Absatzes schreibt Frau Dr. Magnet mit Datum vom 9.1.2002: „Elektronenmikroskopische Untersuchungen sind angesichts der Tatsache, dass sich andere diagnostische Methoden rasant entwickelt haben, sehr in den Hintergrund getreten. Das heißt, es gibt andere Methoden, die Anwesenheit von Viren im Körper festzustellen (Antikörpertests, Zellkulturen, Polymerase-Chain-Reaction = PCR, um nur einige gängige zu erwähnen.)"

Tatsächlich scheint die Ärztin in der Landessanitätsdirektion in Linz, Frau Dr. Magnet, über keine oder nahezu keine klinische Erfahrung zu verfügen. Für die Diagnostik, für die Feststellung einer konkreten Krankheit, bzw. Krankheitsursache bei einem konkreten Menschen, hatten von extremen Ausnahmen abgesehen, elektronenmikroskopische Untersuchungen noch nie eine Bedeutung. In der Diagnostik wurde die Elektronenmikroskopie nur in extremsten Sonderfällen angewandt. Die Elektronenmikroskopie ist ein Forschungsinstrument. Mittels Elektronenmikroskopie u.a. könnte man Viren nachweisen. Auf dieser Grundlage könnte man dann Tests entwickeln (sog. Antikörpertests, PCR usw.), die an dem direkt Nachgewiesenen geeicht werden und dann, aber erst dann, in der Diagnostik zur Anwendung gelangen können und gelangen dürfen.

Hier gesteht Frau Dr. Magnet ihr Wissen ein, dass in der Diagnostik, aufgrund derer Menschen beispielsweise eröffnet wird, sie seien durch ein gefährliches Virus infiziert (HIV, Hepatitis C usw.) nur ungeeichte Tests zur Anwendung gelangen.

Vermutlich würde sich dieselbe Frau Dr. Magnet darüber empören, wenn sie auf dem Markt in Linz zwei Kilogramm Äpfel kauft und die Marktfrau würde diese mit einer ungeeichten Waage „abwiegen".

Den Minimalanspruch, den jede Markfrau erfüllen muss, die zugrunde liegende Eichung, bevor Aussagen, z.B. über die Kosten der Äpfel für die Frau Dr. Magnet, getroffen werden, meint die sich wissenschaftlich gebende Schulmedizin nicht erfüllen zu müssen. Frau Dr. Magnet verweist darauf, dass die Ärzte, im Unterschied zu den Marktfrauen, durchgängig aufgrund ungeeichter Instrumente Behauptungen aufstellen. Die Sorgfaltsanforderungen, die jede Marktfrau erfüllt, erfüllen die Ärzte offensichtlich nicht.

Auf S. 1 im ersten Absatz berichtet Frau Dr. Magnet, dass sie in letzter Zeit „immer wieder ähnliche Anfragen zu den verschiedensten Krankheitserregern erreicht" haben. Das sagte Frau Dr. Magnet in dem oben genannten Gerichtsverfahren vor dem Landesgericht Linz auch als Zeugin aus: „Nach den Vorträgen durch Dr. Lanka und auch Herrn Krafeld hat es vermehrt Anfragen bei uns gegeben, [...] . Tenor dieser Anfragen war der, dass die Leute eben sozusagen insgesamt wissen wollten, ob Impfungen sinnvoll sind oder nicht. Beispielsweise gab es Fragen wie gibt es überhaupt Viren und dergleichen."

Frau Dr. Magnet beweist hier als Zeugin vor Gericht in Linz, dass nachdem wir am 30.9.2000 in Linz weltgeschichtlich erstmalig öffentlich die wissenschaftliche Beweisfrage im Zusammenhang mit Impfen gestellt hatten, österreichische Bürger und Bürgerinnen genau das getan haben, was wir denen gesagt haben, was sie tun sollten. Wir hatten die Bürger und Bürgerinnen aufgefordert, uns nicht zu glauben.

Genau das taten diese Österreicher. Sie glaubten uns nicht.
Wir hatten sie aufgefordert, diejenigen nach Beweisen zu fragen, die die Existenz dieser Beweise behaupten. Genau das taten diese Österreicher, wie Frau Dr. Magnet von der zuständigen Landessanitätsdirektion in Linz vor Gericht bestätigt.

Und Frau Dr. Magnet erzählt den nach Beweisen fragenden Bürgern dann etwas vom „blinden Elektronenmikroskop“, das die Wirklichkeit nicht sichtbar machen kann, sondern nur unwirkliche, virtuelle Bilder liefern kann und weist ihr Wissen nach, dass es keine Beweise gibt und die Tests nicht geeicht sind.

Der Anfrage, auf die Frau Dr. Magnet am 9.1.2002 antwortete, lagen Fragen zum Pockenvirus zugrunde. Im Oktober 2001 wurde die Anthraxpanik (siehe hierzu den Beitrag zu Bakterien) verbreitet. Es begann eine Panik vor möglichen terroristischen Anschlägen mit Pockenviren. Auf diesem Hintergrund war schon von Bürgerinteresse, ob diese Pockenviren tatsächlich jemals nachgewiesen wurden.

Auf S. 1 im letzten Absatz gesteht Frau Dr. Magnet ein, dass sie nicht weiß, wann das Pockenvirus zum ersten Mal elektronenmikroskopisch entdeckt wurde. Demnach ist jetzt das Elektronenmikroskop doch nicht mehr blind. Es wird erst auf Seite 2 blind. Und dann kommt auf S. 2 im ersten Absatz die erstaunliche Aussage von Frau Dr. Magnet:

„Sie werden einsehen, dass es einen unendlichen Zeitaufwand erfordert, allen angegebenen Literaturhinweisen nachzugehen. Literaturrecherchen, wie sie von Ihnen gefordert werden, können nur entsprechende Universitätsinstitute im Rahmen von wissenschaftlichen Arbeiten durchführen.“

Auf unsere Anfrage an die Weltgesundheitsorganisation (WHO) nach dem wissenschaftlichen Beweis des Pockenvirus verwies die WHO lediglich auf absurde Experimente mit Hühnerembryonen aufgrund derer ein Pockenvirus vermutet wurde.

Frau Dr. Magnet ist voll zuzustimmen. Es erfordert einen „unendlichen Zeitaufwand“, wirklich einen unendlichen Zeitaufwand, die gesamte bisher geschriebene Weltliteratur durchzugehen und hier nach einem wissenschaftlichen Beweis des Pockenvirus zu suchen. Der Zeitaufwand ist deshalb unendlich, weil der Zeiteinsatz niemals dadurch beendet werden kann, dass man diesen wissenschaftlichen Nachweis irgendwo in der Weltliteratur findet. Eine solche Literaturrecherche, die nicht einmal in „entsprechenden Universitätsinstituten im Rahmen von wissenschaftlichen Arbeiten“ durchgeführt werden kann, ist wirklich unendlich. Endlich könnte der Zeitaufwand nur dann sein, wenn sich irgendwo ein solcher Beweis finden ließe. So lange das behauptete Pockenvirus nicht nachgewiesen ist und nur aufgrund eines Konsenses als nachgewiesen behauptet wird, bleibt der Zeitaufwand unendlich.

Es ist schon peinlich schmerzlich, wenn Frau Dr. Magnet auf dieser von ihr selbst nachgewiesenen Wissensgrundlage auf S. 1 im zweiten Absatz als Tatsache behauptet, dass die Pockenimpfung die Ursache des Rückganges der Krankheiten war, die unter dem Sammelbegriff „Pocken“ zusammengefasst wurden und im dritten Absatz die heutige Schutzwirkung von Impfungen behauptet.

Wovor sollen diese Impfungen schützen? Vor den Aktivitäten von Viren, deren Existenz nicht nur nicht nachgewiesen ist, sondern über deren Existenznachweise diejenigen, die das Impfen befürworten, nachhaltig Irreführungen und Lügen verbreiten?

Wovor ist zu schützen: Vor nicht nachgewiesenen Viren oder vor solchen Ärzten und Gesundheitsbehörden, wie sie sich nach dem 30.9.2000 nicht nur in Oberösterreich bewiesen haben?

2.2 Das Wissen über die biologische Unmöglichkeit der Krankheitsverursachung durch Bakterien.

2.2a Schreiben des Landeshauptmannes des Landes Oberösterreich, Dr. Josef Pühringer, vom 19. Juni 2002.

Landeshauptmann
Dr. Josef Pühringer
4021 LINZ, Klosterstraße 7

LAND OBERÖSTERREICH

Tel.: 0732/7720-11102, Fax: 11790
E-mail: LH.Puehringer@ooe.gv.at
Bitte bei Antwortschreiben
folgende Zahl anführen
LH.Tgb.-690327/18-02/Si/Ka

19. Juni 2002

Frau
Karin Wolfinger
Fedlstraße 15
4493 Wolfern

Sehr geehrte Frau Wolfinger!

Ergänzend zu meinem Schreiben vom 25. April 2002 darf ich Ihnen nunmehr mitteilen, dass mich soeben eine Information von Frau Gesundheitslandesrätin Dr. Silvia Stöger erreicht hat, die ich Ihnen im Folgenden gerne wiedergebe:

Bei Tetanus handelt es sich um eine seit langem bekannte Erkrankung, welche durch giftige Stoffwechselprodukte (=Toxin) von Tetanusbakterien hervorgerufen wird. Tetanusbakterien befinden sich im Boden, in der Erde, in tierischen Exkrementen und können über verletzte Haut in den Körper gelangen. Besonders gefährlich sind Verletzungen, bei denen sich die Bakterien unter Luftabschluss entwickeln können, so z.B. bei Stichverletzungen, auch wenn es sich dabei um Bagatellverletzungen wie Dornenstiche handelt. Symptome der Krankheit sind schwere Muskelkrämpfe, die auch durch die moderne Intensivmedizin nur teilweise beherrschbar sind. Die hohe Durchimpfungsrate und das Management gegen Tetanus bei schweren Verletzungen haben die Krankheit in den industrialisierten Ländern nahezu zum Verschwinden gebracht, während sie in den Entwicklungsländern auch heute noch ein großes Problem ist.

Weitere Informationen, u.a. auch über die Letalität von Tetanus können der umfangreichen medizinischen Fachliteratur entnommen werden. Ob es früher eine andere oder überhaupt eine genaue Definition für Polio gab, ist Frau Landesrätin Dr. Silvia Stöger nicht bekannt. Sicher ist jedoch, dass ältere Menschen mit Polio leidvolle Erfahrungen verbinden. Viele von Ihnen haben heute noch Behinderungen oder trauern um verstorbene Geschwister und Kinder.

DVR.0069264 http://www.ooe.gv.at

Durch die Einführung der Impfung im Jahr 1960 ist die Kinderlähmung innerhalb von zwei bis drei Jahren gänzlich aus Österreich verschwunden. Die WHO überwacht im Rahmen ihres Polio Ausrottungsprogramms weltweit alle akuten schlaffen Lähmungen im Kindesalter, sodass auch versteckte Fälle aufgedeckt werden.

In Südostasien und Afrika gibt es noch immer Poliofälle, welche durch vermehrte Reisetätigkeit erneut aus solchen Ländern eingeschleppt werden. So hatte eine in Holland angesiedelte Sekte, welche sich aus religiösen Gründen nicht impfen ließ, im Jahr 1993 71 Erkrankte und 3 Todesfälle zu beklagen.

Ich hoffe, Ihnen mit diesen Ausführungen gedient zu haben und verbleibe mit den besten Grüßen

Ihr

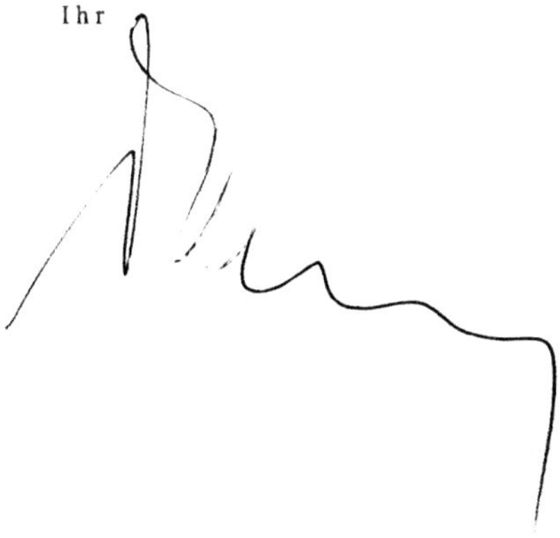

2.2b Winnetous Pferd war nicht gegen Tetanus geimpft!

Karl Krafeld

Nicht nur das Schreiben der Salzburger Ärzteschaft und die Schreiben aus der Landesregierung für Oberösterreich in Linz beweisen, dass es sich bei den von den Ärzten behaupteten krankheitsverursachenden Viren tatsächlich um ein Wahngebilde handelt, „mit dem sich weltweit tausende von Menschen beschäftigen". Die Gesundheitslandesrätin Frau Dr. Stöger weiß genau, dass genau das sachlich zutreffend ist, was sie mit Datum vom 28.5.2001 als Möglichkeit entschieden zurückwies, weil sich doch nicht alle irren können.

Tatsächlich irren nicht alle. Tatsächlich liegt hier Absichtshandeln zugrunde, das spätestens dann bewiesen wird, wenn die Handelnden mit der wissenschaftlichen Beweisfrage konfrontiert werden. Selbst wenn diese Handelnden zuvor als Opfer von Irrtum und Irreführung gehandelt haben sollten, so gelangten diese durch die Beweisfrage in eine Entscheidungskonfliktsituation, in der sie sich durchgängig zu der von nun an durch sie vollzogenen absichtlichen Irreführung entschieden. Diese Entscheidungshandlung, für die keine Entschuldigung greifen kann, belegen die Schreiben der Salzburger Ärztekammer und der Landesregierung/Landessanitätsdirektion Linz (Oberösterreich). Diese Beweiserbringung über deren tatsächliches Wissen durch die Handelnden selbst, können die Handelnden nicht mehr leugnen.

Wenn auch die Viren, die als Krankheitserreger behauptet werden, niemals wissenschaftlich nachgewiesen worden sind, so ist die Sachlage bei den Bakterien eine andere. Bakterien können mit dem Lichtmikroskop nachgewiesen werden und wurden nachgewiesen.

Zu klären ist hier allerdings, ob es Beweise dafür gibt, dass Bakterien in der Lage sein können, in lebenden Menschen (und in lebenden Tieren) eine Krankheit zu verursachen.
Zur Klärung dieser Frage ist das Schreiben des Landeshauptmannes des Landes Oberösterreich, Dr. Josef Pühringer vom 19. Juni 2002 von großer Bedeutung im Hinblick auf das tatsächliche Wissen in den staatlichen Gesundheitsbehörden, in der schulmedizinischen Wissenschaft und in der Ärzteschaft. Ein Landeshauptmann ist vergleichbar mit dem Ministerpräsidenten eines Landes oder dem Bürgermeister eines Stadtstaates in der Bundesrepublik Deutschland. Dr. Pühringer bezieht sich in diesem Schreiben auf Informationen der Frau Gesundheitslandesrätin Dr. Silvia Stöger, deren Position der Stellung einer Landesgesundheitsministerin oder Gesundheitssenatorin in der Bundesrepublik Deutschland vergleichbar ist. Frau Dr. Stöger ist Ärztin.

Aufschlussreich und bedeutend im Hinblick auf das Wissen der Landesregierung von Oberösterreich ist hier der zweite Absatz, dritter Satz:

„Besonders gefährlich sind Verletzungen, bei denen sich die Bakterien unter Luftabschluss entwickeln können, z.B. bei Stichverletzungen, ...“

Hier legt die Landesregierung von Oberösterreich offen, dass auch die Landesregierung von Oberösterreich über das Wissen verfügt, dass Bakterien nur unter Luftabschluss Gifte produzieren können.
Dieses Wissen, dass Bakterien nur unter Sauerstoffabschluss Gifte produzieren können, belegt auch Prof. Dr. Dr. habil. Peter Thein, Fachtierarzt für Pferde, Fachtierarzt für Mikrobiologie, in einem hier in diesem Buch nicht veröffentlichten Schreiben an den Reit- und Fahrverein Hogschür, vom 11.3.2002. Prof. Thein trägt die Hauptverantwortung in Deutschland dafür, dass in Deutschland seitens der FN (Deutsche Reiterliche Vereinigung) eine Pflichtimpfung für Tournierpferde gegen Influenza (Grippe) und Tetanus eingeführt wurde. Auch Prof. Thein konnte auf Nachfragen hin keinen wissenschaftlichen Beweis zugänglich machen. Zu Tetanus schreibt Prof. Thein:

„Nahezu jeder Pferdeapfel trägt Infektionsformen dieses Erregers (Clostridium tetani), die durch Mikroläsionen, die Sie gar nicht sehen können, in die Pferdehaut gelangen können und hier unter Sauerstoffabschluss die Produktion ihres Giftes beginnen. Dieses Gift ist das stärkste biologische Gift, das wir kennen. Wann sind Sie das letzte Mal gegen Tetanus geimpft worden? Wahrscheinlich sollten Sie schnell zur Auffrischungsimpfung gehen, da der klinisch manifestierte Tetanus von einer hohen Sterblichkeitsrate speziell bei Mensch und Pferd gefolgt ist. Der Tod ist grausam und sehr schmerzhaft und langwierig.“

Die Landesregierung von Oberösterreich (Dr. Pühringer; Dr. Stöger) und Prof. Thein legen hier zuerst einmal das Tatsachenwissen dar, dass Bakterien nur unter Luftabschluss, nur unter Sauerstoffabschluss, Gifte produzieren können.

Im ersten Absatz in der ersten Zeile schreibt Landeshauptmann Dr. Pühringer mit Datum vom 19.6.2002:
„Bei Tetanus handelt es sich um eine seit langem bekannte Erkrankung, welche durch giftige Stoffwechselprodukte (= Toxine) von Tetanusbakterien hervorgerufen wird.“
Übereinstimmend wird hier das tatsächliche Wissen vorgebracht, dass Bakterien nicht direkt Krankheiten verursachen können, wie dieses von den nicht nachgewiesenen Viren behauptet wird. Es wird vorgebracht, dass die Gifte von Bakterien Krankheiten verursachen können. Dass Gifte, unabhängig von deren Verursachung, Krankheiten, bis hin zum Tode verursachen können, ist unstrittig und sollte möglichst niemand im Selbstexperiment mit großen Mengen Zyankali überprüfen.

Tatsächlich unterscheiden sich Bakterien, beispielsweise von Menschen, insbesondere dadurch, dass Bakterien bei einem Sauerstoffabschluss nicht sterben, sondern ihren Stoffwechsel umstellen und dann, aber nur dann, Gifte produzieren und weiterleben. Der Mensch dagegen stirbt, „wenn ihm die Luft abgedreht wird", wenn er beispielsweise in einen luftdicht verschlossenen Behälter eingesperrt wird. Bakterien, zumindest einige Bakterien und zwar diejenigen, die als Krankheitserreger behauptet werden, sterben nicht, wenn sie in einen luftdicht verschlossenen Laborbehälter eingesperrt werden. Die Bakterien stellen ihren Stoffwechsel um, produzieren Gifte und leben weiter.

Die Landesregierung von Oberösterreich beweist, dass sie über dieses biologische Basiswissen über Bakterien verfügt. (Dr. Pühringer: „bei denen sich die Bakterien unter Luftabschluss entwickeln können"; Prof. Thein: „und hier unter Sauerstoffabschluss die Produktion ihres Giftes beginnen.")

Prof. Thein schreibt: „Zum 2.Thema Tetanus ist zu sagen, dass dies speziell für das Pferd eine der bedrohlichsten Bakterieninfektionen ist, die wir seit Jahrzehnten ausschließlich durch vorbeugende Schutzimpfungen in ihrer klinischen Form aus den Pferdebeständen heraushalten."

Zufolge von Prof. Thein müssten die Pferde also vor Einführung der Tetanusimpfung für Pferde, massenhaft an Tetanus gestorben sein. Eigentlich hätte vor Einführung der Schutzimpfung – zufolge Prof. Thein – der gesamte Pferdebestand weltweit schon lange durch die Tetanusbakterien ausgerottet sein müssen, zumindest sehr krank sein müssen. Wahrscheinlich hat Karl May vergessen, in seinen Bücher darzustellen, dass die ungeimpften Pferde der Indianer infolge Tetanus massenhaft tot umfielen, zumindest sehr geschwächt waren. Winnetous Pferd jedenfalls wird als sehr gesund dargestellt.

Prof. Thein weist darauf hin, dass in jedem Pferdeapfel Tetanusbakterien enthalten sind („Nahezu jeder Pferdeapfel trägt Infektionsformen dieses Erregers […]"). Allgemein wird als besonders gefährlich behauptet, wenn man barfuß auf einen unter einem Pferdeapfel versteckten rostigen Nagel tritt. Es ist allgemein bekannt, dass der Anteil von Tetanusbakterien in Pferdeäpfeln sehr hoch ist. Aber auch wir Menschen scheiden Tetanusbakterien aus. Wenn also aus Winnetous Pferd Tetanusbakterien herauskommen, dann müssen diese Bakterien vorher in Winnetous Pferd gewesen sein – und haben Winnetous Pferd nichts Böses angetan.

Dass Tetanusbakterien nichts Böses tun, weiß eigentlich jeder. Ob Tetanusbakterien Winnetous Pferd, bevor das Pferd diese Bakterien ausgeschieden hat, etwas Gutes getan haben, ob Tetanusbakterien Menschen und Tieren etwas Gutes tun, müsste noch intensiver erforscht werden. Jedenfalls wissen wir, dass im Allgemeinen die Bakterien im Darm von Mensch und Tier etwas Gutes tun, sich als

Freund von Mensch und Tier beweisen. Es ist bekannt, dass dann, wenn durch Antibiotika (anti = gegen; biotika = Leben, also gegen das Leben gerichtete Handlungen) die Bakterien im Darm teilweise getötet werden, der Mensch wahrscheinlicher erkrankt. Es ist bekannt, dass jede Antibiotikatherapie eine nachfolgende Darmsanierung verlangt, die insbesondere dazu dient, die Zahl der Bakterien im Darm wieder auf den normalen Stand zu bringen, damit die Bakterien hier Gutes tun können, damit die Bakterien hier dem Menschen oder dem Tier helfen können. Es ist ebenso bekannt, dass kaum ein Arzt nach einer Antibiotikatherapie bei seinen Patienten eine Darmsanierung durchführt. Der Grund ist klar: Menschen, denen die helfenden Bakterien im Darm fehlen, sind besser für das Geschäft des Arztes, weil sie dann leichter wieder erkranken.

Aber auch dann, wenn Bakterien unter Sauerstoffabschluss ihren Stoffwechsel umstellen und Gifte produzieren, tun die Bakterien nicht etwas „Böses", das zu „bekämpfen" wäre. In Tierkadavern und Leichen beispielsweise werden die Zellen nicht mehr mit Sauerstoff versorgt. Hier entsteht ein Sauerstoffabschluss/Luftabschluss. Hier produzieren Bakterien Gifte, die dazu dienen, die Verwesung des Kadavers voranzutreiben.

Gemein ist es jedoch, wenn Menschen einen solchen Tierkadaver in einen Brunnen werfen, aus dem Menschen ihr Trinkwasser holen. Dann tritt das von den Bakterien produzierte Gift auch in das Trinkwasser, mit der Folge, dass die Menschen erkranken und einige sogar sterben. Das war die erfolgreiche Form der biologischen Kriegsführung insbesondere im 30jährigen Krieg, gegenüber dem das, was heute als Möglichkeit unter terroristischer biologischer Kriegsführung behauptet wird, dilettantisch und stümperhaft erscheint, wie an der Anthraxpanik erfahren wurde, in deren Folge Menschen nicht an den Giften der Bakterien, sondern an den infolge dieser Panik erfolgten überdosierten Medikamenten starben, wie mittlerweile offen eingestanden wird.

Als Voraussetzung, dass Tetanusbakterien in Menschen oder Tieren Gifte produzieren können und damit theoretisch Krankheiten verursachen können, nennt Prof. Thein eine sauerstofffreie Zone in der Haut eines lebenden Pferdes („in die Pferdehaut gelangen können und hier unter Sauerstoffabschluss die Produktion ihres Giftes beginnen.").

Als Voraussetzung nennt der Landeshauptmann Dr. Pühringer, aufgrund der Information durch Frau Gesundheitslandesrätin Dr. Stöger, einen Luftabschluss infolge von Verletzungen („[...] gefährlich sind Verletzungen, bei denen sich die Bakterien unter Luftabschluss entwickeln können, z.B. bei Stichverletzungen, auch wenn es sich dabei um Bagatellverletzungen wie Dornenstiche handelt.").

Eigentlich hat heute jeder im Schulunterricht eine annähernde Vorstellung davon gewonnen oder aber auch keine Vorstellung, weil man es sich wegen der Kleinheit nicht vorstellen kann, wie klein ein Sauerstoffmolekül ist. Jedenfalls ist das viel viel kleiner als ein Virus. Zufolge des Landeshauptmannes Dr. Pühringer soll es möglich sein, beispielsweise das ein – schon unter der Lupe als sehr grob und unförmig und ungleichmäßig – erscheinender Dorn, einen Sauerstoffabschluss (Luftabschluss) verursacht oder dass zufolge von Prof. Thein – schon unter der Lupe als sehr ungleichmäßig erscheinende – kleinste Schmutzteilchen einen solchen Sauerstoffabschluss erwirken können, dass die Sauerstoffmoleküle da nicht mehr durch die Lücken durchkämen.

Sicherlich erfolgt die Sauerstoffversorgung des Menschen auch über die Haut. Die Haut ist immerhin das größte Organ des Menschen. Verletzt wird aber – abgesehen von Verbrennungen der ganzen Haut am Körper – bei Verletzungen nur ein verschwindend geringer Teil des Atemorgans „Haut".

Im Schulunterricht hat heute eigentlich auch jeder schon gehört, dass sämtliche Zellen im Körper auf Sauerstoff angewiesen sind und überwiegend über hochkomplexe Vorgänge, über die Atemorgane von innen her mit Sauerstoff versorgt werden.

Die Landesregierung von Oberösterreich und Prof. Thein stimmen in der Kenntnis überein, dass Bakterien nur unter Sauerstoffabschluss Gifte produzieren können und damit theoretisch Krankheiten verursachen könnten.

In einem lebenden Menschen ist aber eine sauerstofffreie Zone, ein Luftabschluss als Voraussetzung für die Möglichkeit, dass Bakterien Gifte produzieren könnten, biologisch unmöglich. Abgesehen von der Ausnahme schwerster Verletzungen, bei denen Körperglieder nahezu ganz abgetrennt werden, mit der Folge, dass hier in diesem nahezu abgetrennten Körperbereich eine Sauerstoffversorgung nicht mehr erfolgen kann, Bakterien tatsächlich Gifte produzieren und zu dem Zwecke, dass dieses Gift nicht in den ganzen Körper gelangt, eine umgehende Amputation des halb abgerissenen Körperteiles zwingend erforderlich ist, um das Leben zu erhalten.

Aber in einer solchen Extremsituation, in der eine umgehend zu erfolgende Amputation geboten ist, hat noch kein Arzt als Ersatz für die Amputation, den Einsatz einer Tetanusimpfung gefordert. Ebenso wenig hat jemals ein Arzt gefordert Leichen gegen Tetanus zu impfen. Das Impfen von Leichen könnte deshalb Sinn ergeben, weil die Bakterien ja tatsächlich in Leichen, unter Sauerstoffabschluss, in den nicht mehr mit Sauerstoff versorgten Körperzellen, Gifte produzieren können. Die flächendeckende Impfung von Leichen hat bisher aber noch kein Schulmediziner gefordert. Noch nicht.

Die Schulmediziner fordern die Impfung von lebenden mit Sauerstoff versorgten Menschen. Prof. Thein fragt: „Wann sind Sie das letzte Mal gegen Tetanus geimpft worden?“ und begründet diese Frage mit dem grausamen, sehr schmerzhaften und langwierigen Tetanustod, von dem Prof. Thein genau weiß, dass hierfür nicht die Produktion von Giften durch Bakterien in lebenden Menschen oder Tieren ursächlich sein kann.

Die etwaige Behauptung, dass bei der Krankheit, die Tetanus genannt wird, gleichzeitig viele Tetanusbakterien nachweisbar sind und deshalb die Bakterien als Ursache bewiesen sind, ist so absurd, als würde die Feuerwehr als Ursache des Feuers behauptet, weil häufig bei einem Brand auch die Feuerwehr nachweisbar ist und je größer der Brand, desto mehr Feuerwehrautos nachweisbar sind.

Allgemein ist bekannt, dass Bakterien im Darm helfende Freunde von Mensch und Tier sind. Im Falle einer Schwächung von Mensch und Tier, infolge von Verletzungen oder Krankheiten sollen sich diese freundlichen Helfer plötzlich in satanische Feinde von Mensch und Tier verwandeln, zu dem Zwecke Mensch und Tier zu zerstören? Eine solche Theorie entspringt wohl eher den Köpfen von satanischen Feinden des Menschen, oft durch weiße Kittel getarnt.

Während jemand, der seinen Verstand nicht nutzt, noch darauf hereinfallen kann, wenn die Möglichkeit von sauerstofffreien Zonen (Luftabschluss) in lebenden Menschen, infolge von Verletzungen (Bagatellverletzungen) behauptet wird, in denen das Tetanusbakterium dann Gifte produzieren kann und krankheitsverursachend sein könnte, wird ein solcher absurder Erklärungsversuch bei Diphtherie nicht einmal unternommen, um das Erfordernis einer Impfung als Schutz vor dem von den Diptheriebakterien in sauerstofffreien Zonen produzierten Gift, zu begründen.
Noch sind die Schulmediziner nicht auf die Idee gekommen, auch eine Impfung gegen Anthrax zu propagieren. Dann müssten die Mediziner die Möglichkeit einer sauerstofffreien Zone in der Lunge lebender Menschen, als Voraussetzung von Lungenmilzbrand und die Möglichkeit einer sauerstofffreien Zone auf der Haut als Voraussetzung von Hautmilzbrand behaupten.

Offensichtlich gibt es bisher nur aus dem Grunde noch keine Anthraximpfung, weil die Schulmediziner wissen, dass mit einer solch unverschämt dreisten Lüge, in der Lunge oder auf der Haut würden sich sauerstofffreie Zonen bilden können, in denen dann das Anthraxbakterium seine tödlichen Gifte produzieren würde, derartig dreist wäre, dass mit einer solchen dreisten Lüge die Schulmediziner die Grenze überschreiten würden, die Menschen, die nicht unter Geisteskrankheit oder Geistesschwäche leiden, noch dulden würden.

Anthrax und die nicht existierende Anthraximpfung, ist als Beweis dafür zu werten, dass auch der Verlogenheit der Schulmediziner und der Irreführung durch die Schulmediziner, durch Reste der zur Anwendung gelangenden menschlichen Vernunft, Grenzen gesetzt sind.

Unfreiwillig erbrachten die Ärzte in den Industrienationen im Okt. 2001 den Beweis, dass es der Ärzteschaft im Ansatz an einem verantwortlichen Handeln für Menschen mangelt. Alle Ärzte wussten, dass insbesondere einfache Frauen in den Poststellen, nicht nur in Deutschland, Angst hatten. Die Frauen hatten Angst davor, einen Brief zu öffnen, oder in die Hand zu nehmen, weil sie Angst davor hatten, dass in solch einem Brief ein tödliches Anthraxpulver enthalten sein könnte.
Alle Ärzte schwiegen zu dieser haltlosen angsterzeugenden Medienkampagne. Alle Ärzte wussten, dass Bakterien nur unter Sauerstoffabschluss Gifte produzieren können. Alle Ärzte wussten, dass in einer Lunge keine sauerstofffreie Zone entstehen kann in der Bakterien Gifte produzieren könnten. **Alle Ärzte haben hier zu dieser verantwortungslosen Anthraxpanik geschwiegen.**

Nicht alle Ärzte waren hier untätig: Auf Antrag der Rosenheimer Ärzte, unterstützt durch die SPD-Bundestagsabgeordnete Angelika Graf (Rosenheim), wurde ich am 9.12.2002 durch Richter Polzer, Amtsgericht Rosenheim (2a Cs 110 Js 35422/01 li) verurteilt, weil ich im Zusammenhang mit den Anthraxanschlägen, ohne dass ich über irgendeine Person behauptet hätte, sie würde leichtfertig Behauptungen verbreiten, geschrieben hatte: „Wer jetzt noch leichtfertig, ohne wissenschaftlichen Beweis Infektionskrankheiten behauptet, erweist sich als Wegbereiter und Trittbrettfahrer des angsterzeugenden Terrors. Wo und wer sind die wirklichen Terroristen gegen das Volk?“ Aus dem schriftlichen Urteil ist nicht einmal erkennbar, ob die Verurteilung im Auftrage der Ärzte wegen „Nötigung“ oder „Beleidigung“ erfolgte. Auf S. 1 des Urteiles steht „Nötigung“. In der Begründung steht „Beleidigung“. Nachdem der Termin für die Hauptverhandlung für die Berufungsverhandlung am 3.9.2003 aufgehobenen und auf unbestimmte Zeit verschoben wurde, wurde auch 22 Monate nach diesem Urteil noch kein neuer Termin für die Hauptverhandlung festgelegt. Dem Richter am Berufungsgericht, dem Landgericht Traunstein, scheint die Sache, die die Ärzteschaft und die SPD-Politikerin Angelika Graf hier erfolgreich vor dem Amtsgericht betrieb, zu blöd zu sein.

Außer dass Ärzte meine Verurteilung in der ersten Instanz erfolgreich anstrebten, weil ich eine klare Aussage zur vollkommen unbegründeten Anthraxpanik gemacht habe, haben alle wissenden Ärzte geschwiegen und damit bewiesen, **wie gleichgültig jedem einzelnen Arzt die Menschen und die (unbegründeten) Ängste der Menschen sind.**

Die unbegründete Angsterzeugung bei den Menschen ist die Normalität dieser Ärzte, die von dieser durch die Ärzte erzeugten Angst leben. An dieser Beweiserbringung wirkten alle Ärzte in den Industrienationen durch ihr Schweigen mit. Das muss man wissen, wenn man sich vertrauensvoll an **diese** Ärzte wendet, beispielsweise um seine Kinder impfen zu lassen, um Gifte in seine Kinder deponieren zu lassen. Günstigstenfalls sind diese Ärzte große Feiglinge.

Auf S. 2 des Schreibens vom 19.6.2002 geht der Landeshauptmann Dr. Pühringer auf das Virus ein, das zufolge der Ärztekammer Salzburg über 20 Jahre vor Erfindung des Elektronenmikroskopes zweifelsfrei nachgewiesen worden ist. Der Landeshauptmann behauptet die Einführung der Polioimpfung im Jahre 1960 als Ursache für den Rückgang der Kinderlähmung in Österreich und verschweigt, dass für diesen Rückgang in den Statistiken ursächlich die Umdefinierung von Polio war und verschweigt insbesondere, dass es in der Medizinwissenschaft niemals eine ernsthafte dahingehende Ursachenforschung gegeben hat, weshalb in den 50 Jahren die Zahl der Körperbehinderungen bei Kindern auffällig zunahm. Auch dem Landeshauptmann ist bekannt, dass später bei den Contergan-Fällen nicht mehr versucht werden konnte, hier ein unbekanntes Virus als Ursache zu behaupten.

Ursache dafür, dass der Medizinwissenschaft dieses Spiel verdorben wurde, war insbesondere, dass ein einzelner Arzt, dessen Tochter mit dieser typischen Schädigung geboren wurde, hier hartnäckig auf eine Ursachenklärung drängte. Als Ursache für die Conterganschädigung musste hier die Medizinwissenschaft und mussten die Gesundheitsbehörden die Arznei „Contergan" eingestehen, ein Medikament, das auch heute wieder in Südamerika bei armen Menschen eingesetzt wird und nach wie vor diese typischen Körperschäden in Südamerika verursacht. Zynisch lächerlich ist, wenn das Pharmaunternehmen vorbringt, Contergan würde in Südamerika nur mit Beipackzetteln mit Symbolen verkauft, die auch für Analphabeten verständlich sind. Das Unternehmen kennt die Praxis in der Dritten Welt. Ärzte geben „Pillen" häufig ohne Packung und Beipackzettel ab, um die Patienten abhängig zu machen, damit die Patienten nicht, ohne dass der Arzt mitverdient, das Medikament in der Apotheke besorgen. Hierzu schweigen die Contergangeschädigten in Deutschland. Entschuldigend bringen sie vor, ihr Schweigen sei damals von dem Pharmaunternehmen und von der Bundesregierung mit der Zusage einer Entschädigungsrente erkauft worden. Diese deutschen Contergan-Opfer beweisen sich als verantwortungslose käufliche Opfer. Gleichermaßen schweigen heute noch die anerkannten Impfschadensopfer bzw. deren Eltern und deren Verband.

Der Frage, ob die Zunahme von Poliofällen bei Kindern in den 50er Jahren in einem ursächlichen Zusammenhang mit der Impfpraxis steht, ging die Medizinwissenschaft und gingen die Gesundheitsbehörden nicht im Ansatz nach. Die Wirklichkeit hat für diese Medizinwissenschaft keine Bedeutung und ist für diese Medizinwissenschaft uninteressant. Diese Grundhaltung in der Medizinwissenschaft, die ernsthafte Forschung verhindert, ermöglicht die Beschäftigung von „weltweit tausenden Wissenschaftlern" (vgl. Frau Dr. Stöger 28.5.2001), deren tatsächliche Aufgabe es ist, ein Wahngebäude zu pflegen und zu erhalten, zu finanziellen und gesundheitlichen Lasten der Bevölkerung.

Soweit der Landeshauptmann auf Poliofälle in Südostasien und Afrika verweist, kann niemanden diese Fälle wundern, wenn man weiß, wie verantwortungslos in diesen Ländern Medikamente verteilt werden und geimpft wird. Ein Arzt in Deutschland, der sich in Deutschland so verhalten würde, wie dieses für Ärzte in Afrika, die besser sein wollen als die europäischen Ärzte, selbstverständlich ist, käme in Deutschland wegen absichtlicher regelmäßiger schwerster Körperverletzung ins Gefängnis.

Zum Schluss verweist der Landeshauptmann auf eine Sekte in Holland, in der im Jahre 1993 71 Personen erkrankten und 3 Person starben und stellt hier heraus, dass die Mitglieder dieser Sekte nicht geimpft waren. Der Landeshauptmann behauptet hiermit die unterlassene Impfung als Krankheits- und Todesursache. Verschwiegen wird, durch welche Besonderheiten diese Sekte sich darüber hinaus von der Allgemeinheit abhob.

Von einem Landeshauptmann, der die Möglichkeit eines Luftabschlusses in einem lebenden mit Sauerstoff versorgten Körper behauptet, wird niemand, auch wenn er in seinem Namen durch den Zusatz „Dr." den Nachweis führt, dass er zum eigenständigen wissenschaftlichen Arbeiten in der Lage ist, ein verantwortliches sorgfältiges Handeln erwarten dürfen und erwarten können.
Auf jeden Fall hat Herr Landeshauptmann Dr. Josef Pühringer mit seiner Unterschrift unter dem Schreiben vom 19.6.2002 den zweifelsfreien Beweis seiner Kenntnis, Absicht und Duldung nach Kenntnisnahme geliefert, neben all den anderen Beweisen, die Dr. Pühringer nach dem 30.9.2000 mittels persönlicher Unterschrift geliefert hat und die in diesem Buch nicht veröffentlicht sind.

Herr Dr. Pühringer wusste bei Unterzeichnung ganz genau, dass es biologisch unmöglich ist, dass durch einen Dornenstich ein Luftabschluss entsteht, in dem dann Bakterien unter Sauerstoffabschluss Gifte produzieren könnten und theoretisch eine Krankheit verursachen könnten.

2.3 Impfen ist nicht die Ursache für den Rückgang von Krankheiten

„Impfen – Das Geschäft mit der Angst!“

Karin Wolfinger

Der Autor dieses Buches, Dr. med. Gerhard Buchwald, zeigt in seinen Forschungen und belegt mit Statistiken, dass die so genannten Infektionskrankheiten schon lange vor Einführung der Impfung stark rückläufig waren. Seit über 40 Jahren Forschung berichtet er, dass Impfen keinen Einfluss darauf habe, ob jemand eine sogenannte Infektionskrankheit bekommt oder nicht. Ganz im Gegenteil: „Impfen ist völlig nutzlos, und gefährlicher als bisher angenommen“, so der Arzt Dr. Gerhard Buchwald.
Alle Rückgänge bei den Krankheiten setzten schon lange vor der Impfeinführung ein. Als Ursachen des Rückganges der Infektionskrankheiten sieht Dr. Gerhard Buchwald die Zivilisatorisch-technisch-hygienischen Verbesserungen unserer allgemeinen Lebensbedingungen.

Beispiel: Die Masern-Impfung.

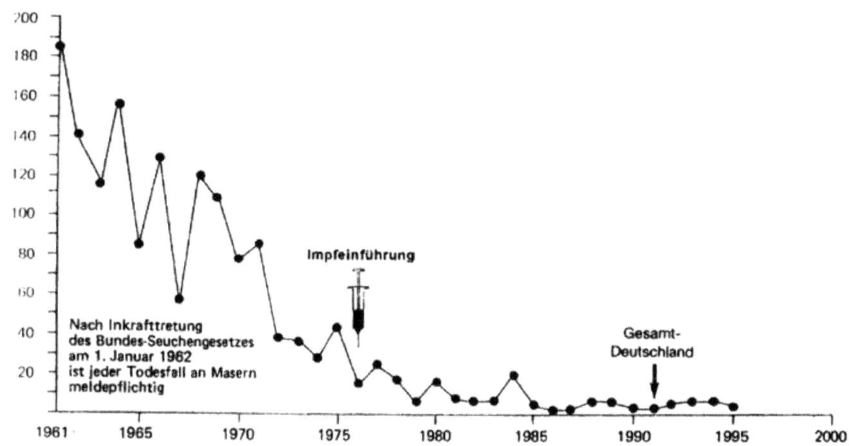

Abb. 52 Sterbefälle an Masern
Quelle: Stat. Bundesamt Wiesbaden

Aus Dr. Gerhard Buchwald: „Impfen – Das Geschäft mit der Angst“, Knaur-Verlag, 2000.

Seit fast 30 Jahren wird gegen Masern geimpft. Wenn man sich die Statistik genau ansieht, deren „Todesfallkurve" derartig gute Rückschläge zeigt, benötigt man keine lenkenden Maßnahmen durch Impfungen. Trotz einer Durchimpfungsrate von 98% stieg die Erkrankungsrate von 5405 auf 5780 Kranke, dass wurde im Jahre 2000 statistisch belegt. Der Anstieg in einem Jahr von 5405 auf 5780 Fälle, sowie ein Anstieg im Jahre 2002 von 315 auf 986 Fälle zeigt ganz eindeutig, dass die ``Wirksamkeit`` der Impfung keinerlei Erfolg verzeichnet.

Dies nur, um ein Beispiel zu nennen. An dieser Stelle auf jede Impfung einzugehen, würde eine zu lange Darstellung verlangen. Für diejenigen, die Dr. Buchwalds Forschungen genauer studieren wollen, empfehle ich sein Buch „Impfen – Das Geschäft mit der Angst". Einzeln dargestellt und mit Statistiken belegt zeigt Dr. Gerhard Buchwald auf, dass die „Ausrottung" oder die Rückläufigkeit von Krankheiten nicht dem Erfolg von Impfungen zu verdanken ist. „Es ist weder den Ärzten noch den Impfungen zu verdanken, dass die Seuchensituation heute so ist, sondern unter anderem den verbesserten Lebensbedingungen" so Dr. Buchwald.

Dass es bei Impfungen um Milliarden geht, und dass Impfen ein Geschäft ist, bei dem es nicht um die Gesundheit unserer Kinder geht, steht außer Frage. Anders ist auch nicht zu erklären, warum Impfen so vehement propagiert wird. Sicher ist auf jeden Fall, dass manche Ärzte, die allerdings wissen, dass Impfen nicht funktioniert, mit einer selbstlosen Selbstsicherheit Impfen propagieren und damit einen Menge Geld verdienen.

Zusätzlich möchte ich noch anmerken, dass Dr. Gerhard Buchwald zwar Beträchtliches im Bereich der Statistischen Kontrolle über Krankheit und Impfung geleistet hat, er jedoch meiner Meinung nach die Virusfrage und die Ansteckungstheorie für sich noch nicht geklärt hat. Als Schulmediziner hinterfragt auch Dr. Buchwald nicht die Behauptungen über die Ursachen der so genannten Infektionskrankheiten. Das ist ein grundlegendes Problem, dass ich sehe, wenn es um das Verstehen von Krankheit aber auch der bisherigen Impfkritik geht.

Literatur: „Impfen – Das Geschäft mit der Angst"
Dr. Gerhard Buchwald
Knaur-Verlag

2.4 Risikoaufklärung durch Ärzte

2.4a Zeitungsartikel mit Aussagen von Dr. Pjeta, Präsident der Ärztekammer für Oberösterreich und Frau Dr. Magnet, Landessanitätsdirektion Oberösterreich. Sonntagsrundschau Nr. 41A (Linz) vom 13.10.2002

IMPFEN / Pro: Kinderkrankheiten bergen Risiken - Contra: Impfen teilweise wirkungslos

Röteln, Mumps, Masern sind kein Kinderkram

LINZ / Der Präsident der Ärztekammer, Otto Pjeta, kritisiert die „Verharmlosung der Masern". Diese Kinderkrankheit stelle weltweit die Todesursache Nummer eins bei Kindern dar. In 20 Prozent der Fälle würden schwere bis lebensbedrohende Komplikationen wie Mittelohr-, Lungen- und Gehirnhautentzündung auftreten.
Unfruchtbarkeit bei Männern sei eine der Spätfolgen, die eine Mumps-Erkrankung unter Umständen nach sich ziehe, so Landes-Amtsärztin Eva Magnet. Röteln seien grundsätzlich „eine banale Infektion". Tritt die Krankheit jedoch während einer Schwangerschaft auf, könne sie schwere Missbildungen beim Kind verursachen.
Dagegen argumentierte die Publizistin Anita Petek-Dimmer von den Impfkritikern: „Kinderkrankheiten wie Masern, Röteln und Mumps sind stärkend und heilend für die Kinder. Das Durchstehen der klassischen Kinderkrankheiten stärkt das Immunsystem und aktiviert die Selbstheilungskräfte."
Die Amtsärztin gibt zu Bedenken: Nur Krankheiten, die von Mensch zu Mensch weitergegeben werden, könnten ausgerottet werden. „Das Tetanus-Virus dagegen befindet sich in Böden und Exkrementen." Ähnlich verhält es sich mit dem FSME-Virus, das durch Zeckenbisse übertragen wird. „Dank des tierischen Reservoirs ist es quasi nicht ausrottbar."
Der praktische Arzt und Impfkritiker Gerhard Buchwald ist gegen die Zeckenimpfung: „Jeder Arzt kennt

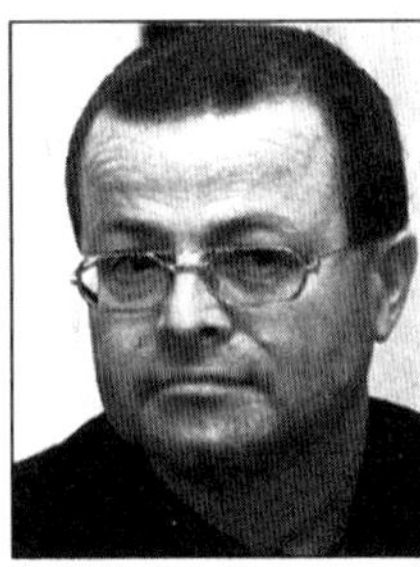

Präsident Pjeta. FOTO: APA

Fälle, in denen trotz Impfung FSME aufgetreten ist."
Die Fälle der gefürchteten Kinderlähmung (Poliomyelitis) sind laut Eva Magnet dank Verbesserung der hygienischen Bedingungen zurückgegangen. Die Gefahr sei aber nicht völlig gebannt: Die Erreger würden mit dem Stuhl ausgeschieden, gelangten diese ins Wasser, so seien in Ländern mit schlechter Trinkwasserversorgung Infektionen nicht ausgeschlossen: „Wirklich verschwunden ist die Krankheit bei uns erst nach Einführung der Polio-Schluckimpfung 1960."
Impfkritiker Buchwald ist dagegen überzeugt: Würden sich die hygienischen Bedingungen bei uns verschlechtern, käme es auch hierzulande wieder häufiger zu Polio-Fällen.
Die Kritik der Impfgegner, wonach nervenschädigendes Quecksilber in den Impfstoffen enthalten sei, weist Magnet zurück: Kinder würden heute nur noch mit quecksilberfreien Impfstoffen geimpft. Die Impfstoffe seien „ausgezeichnet verträglich".

MARIA ETZELSDORFER

2.4b Zeitungsanzeige (Impfwerbung) der Ärztekammer für Oberösterreich. Salzkammergut Rundschau, Nr. 15, 10.4.2002

Immunisierung / Die wirksamste und vorbeugendste Gesundheitsmaßnahme – effektivster Schutz vor Infektionskrankheiten

Impfen nützt – Impfen schützt

Impfungen gehören zu den effektivsten Maßnahmen der Gesundheitsprophylaxe. Durch die Immunisierung schützt man sich vor Infektionskrankheiten, die zum Teil schwerwiegende Folgen haben können und gegen die es auch heutzutage oft keine wirksame Therapie gibt. Trotzdem gibt es immer wieder Anti-Impf-kampagnen, die viele Menschen, vor allem Eltern, verunsichern.

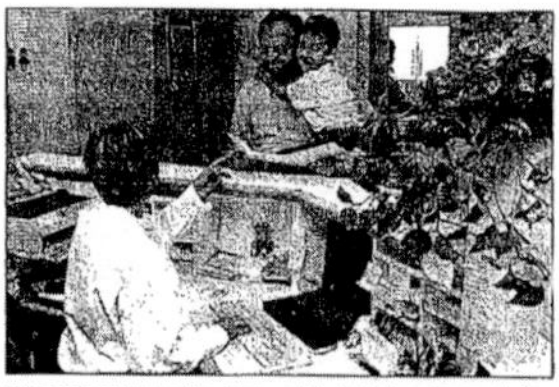

Wer sich nicht impfen lässt, geht ein hohes Gesundheitsrisiko ein. Für sich und seinen Nächsten. FOTO: WODICKA

Hand aufs Herz – würden Sie Ihren Nachwuchs auf ein Masernkinderfest schicken, damit er sich mit dieser schwerwiegenden Infektionskrankheit infiziert, um damit sein Immunsystem zu aktivieren? Alles schon passiert. „Aufgrund von fahrlässigen und falschen Informationen wurden schon sehr viele Eltern verunsichert und setzen durchs Nichtimpfen ihre Kinder einer großen Gefahr aus", sagt Dr. Wilhelm Sedlak, Impfreferent der OÖ. Ärztekammer. „Denn Kinderkrankheiten werden immer noch verharmlost.

Vielen Eltern ist nicht bewusst, dass die Gefahr, an einer Gehirnhautentzündung im Zuge von Masern zu erkranken, bei 1 zu 1000 liegt. Bei jedem vierten Kind endet die Gehirnhautentzündung tödlich und oft bleiben auch dauerhafte Schäden." In Österreich leiden neun Kinder an den Folgen von Masern, sind spastisch gelähmt, sitzen im Rollstuhl mit einem langsam tödlich verlaufenden Krankheitsbild. Ein besonders tragischer Fall trug sich vor einigen Jahren in Holland zu. Aus religiösen Gründen verweigerte eine Gruppe die Masernimpfung. Folgen: 2.961 Personen erkrankten an Masern, bei 20 % gab's ernsthafte Komplikationen, drei Kinder starben. 53 wurden stationär behandelt, 130 daheim wegen Lungenentzündung, 152 wegen Mittelohrentzündung und 87 wegen anderer Komplikationen. Eine hohe Durchimpfungsrate schützt somit nicht nur den Einzelnen, sondern die gesamte Bevölkerung, weil die Infektionskette unterbrochen wird.

Durch Impfungen treten viele Krankheiten nicht mehr, seltener oder nur in abgeschwächter Form auf. Dadurch haben viele Geißeln wie Diphtherie ihren Schrecken verloren. Ergo wird um die vieldiskutierten Nebenwirkungen heutzutage mehr Theater gemacht als um die Folgen vom Nichtimpfen. Dr. Oskar Schweninger, Kurienobmann für Niedergelassene Ärzte: „Wie jedes Medikament, können auch Impfstoffe Nebenwirkungen haben, sie sind aber extrem selten, werden streng überwacht und bei Bedarf wird der Impfstoff modifiziert." Auch der Vorwurf, dass Impfseren Quecksilber und Depot-Nervengifte enthalten, ist falsch. Das gibt es in Österreich nicht mehr", erläutert Dr. Sedlak

Thesen widerlegt: Vielfach wird auch behauptet, dass Impfungen die Ursache für bestimmte Erkrankungen wie Neurodermitis oder Autismus sind. „Diese Thesen sind unhaltbare, unbewiesene Behauptungen und wurden wie beim Autismus wissenschaftlich widerlegt", erklären Dr. Sedlak und Dr. Schweninger. Als wissenschaftlichen Unsinn sehen die beiden Mediziner auch die Behauptung, dass bei Impfungen das Immunsystem unter- oder überfordert wird.

Studie: Eine aussagekräftige Studie finnischer Wissenschafter belegt, dass der Nutzen von Impfungen ungleich höher ist als der Schaden. Zwischen 1982 und 1996 wurden drei Millionen Impfungen in die Untersuchungen miteinbezogen. Dabei wurden 5,3 Impfschäden (allergische Reaktionen, neurologische Erkrankungen) pro 100.000 Impfungen festgestellt. „Diesen stehen auf der Positivseite bei Mumpsimpfungen 100 verhinderte Gehirnhautentzündungen auf 100.000 Erkrankungen sowie bei Röteln die Verhinderung von 50 embryonalen Missbildungen pro Jahr gegenüber", sagt Ärztekammerpräsident Dr. Otto Pjeta.

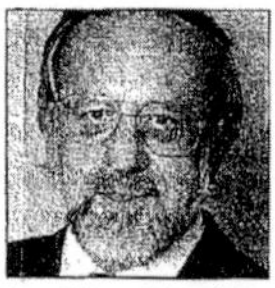

Dr. Oskar Schweninger: „Dass Impfungen andere Krankheiten auslösen wie Neurodermitis ist eine unhaltbare und unbewiesene Behauptung."

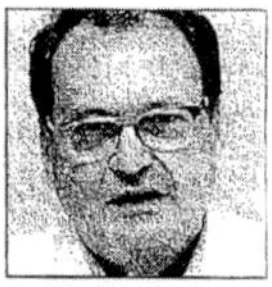

Dr. Wilhelm Sedlak: „Viele Eltern werden durch fahrlässige, falsche Informationen über Impfungen total verunsichert. Immunisierungen sind aber lebenswichtig für Kinder."

Nachlässigkeit: Wer sich nicht impfen lässt, muss nicht unbedingt ein Gegner der Immunisierung sein. Viele nehmen Infektionskrankheiten, da in unseren Breiten selten oder gar nicht vorhanden, auf die leichte Schulter. Dann wird gedankenlos ein Last-Minute-Flug gebucht und ab geht's in tropische Gefilde. Auf den kompletten Impfschutz wird dabei vielfach vergessen. Apropos Vergessen: Wann war Ihre letzte Polio- oder Tetanusimpfung?

Impfplan 2003: Wenn Ihnen der Leitfaden für Immunisierungen fehlt, fragen Sie Ihren Hausarzt. Auch der Impfplan 2003, herausgegeben vom Bundesministerium für Gesundheit, ist eine Orientierungshilfe. Hier sind auch die wichtigsten Neuerungen enthalten: Alle Babys sollten ab dem 2. Lebensmonat gegen Pneumokokken-Infektionen geschützt werden. Eine zweite Immunisierung gegen Masern-Mumps-Röteln (MMR) sollte statt erst im siebten Lebensjahr schon im zweiten erfolgen.

Erwachsene sollten sich alle zehn Jahre gegen Diphtherie, Tetanus, Keuchhusten (Pertussis) und Kinderlähmung (Polio) immunisieren lassen. Leider ist die Durchimpfungsrate gegen Influenza in Österreich viel zu gering. „Chronisch Kranke und Betagte sollten sich auf alle Fälle immunisieren lassen", macht Dr. Pjeta aufmerksam. Information unter: **www.gesundheit.bmsg.gv.at**

"Auch der Vorwurf, dass Impfseren Quecksilber und Depot-Nervengifte enthalten, ist falsch. Das gibt es in Österreich nicht mehr", erläutert Dr. Sedlak.

2.4c Die Ärztekammer behauptet, dass nur früher beim Impfen Depo-Nervengifte in Kinder gespritzt wurden.

Karl Krafeld

Stolz behauptet die Ärztekammer Salzburg mit Datum vom 12.9.02, dass in den in Österreich zur Anwendung gelangenden Kinderimpfstoffen seit Jahren kein Thiomersal mehr enthalten ist. Unabhängig davon, ob das wahr ist, wird demnach in Österreich weiter Thiomersal in Erwachsene gespritzt und wurde früher– ohne dass die Eltern durch die Ärzte darüber informiert wurden – in Österreich Thiomersal in Kinder gespritzt. Thiomersal ist der Handelsnahme für eine organische Quecksilberverbindung. Dass Quecksilber nicht gesundheitsfördernd sondern giftig ist, wissen eigentlich nicht nur Ärzte. Dass wissen sehr viele Bürger.

Dass früher beim Impfen eine organische Quecksilberverbindung (Thiomersal) in die Kinder gespritzt wird, gesteht auch Frau Dr. Magnet, Landessanitätsdirektion Oberösterreich in dem Zeitungsartikel ein, der hier vor diesem Abschnitt abgedruckt ist:
„Die Kritik der Impfgegner, wonach nervenschädigendes Quecksilber in den Impfstoffen enthalten sei, weist Magnet zurück: Kinder würden heute nur noch mit quecksilberfreien Impfstoffen geimpft. Die Impfstoffe seien „ausgezeichnet verträglich“.“

Richtig ist, dass heute immer mehr Impfstoffe zugelassen und öffentlich empfohlen werden, die kein Thiomersal enthalten. Dafür enthalten diese Impfstoffe andere Giftstoffe, die häufig noch schädlicher sind als Thiomersal. Der Beipackzettel des Sechsfachimpfstoffes Hexavac, der vier Mal in Säuglinge bzw. Kinder gespritzt wird, nennt, dass eine Impfdosis 0,3 mg Aluminiumhydroxyd enthält, ein Giftstoff, der viel schädlicher ist als Thiomersal.

Erstaunliches und Erfreuliches teilt in diesem Zeitungsartikel der Präsident der Ärztekammer für Oberösterreich, Dr. Pjeta, der erstaunten Öffentlichkeit mit:
„Der Präsident der Ärztekammer, Otto Pjeta, kritisiert die „Verharmlosung der Masern“. Diese Kinderkrankheit stellt weltweit die Todesursache Nummer eins bei Kindern dar.“

Bisher lebten andere und ich, infolge der Medienpropaganda, in dem Irrtum, weltweit sei der Hunger die Todesursache Nummer eins bei Kindern. Hier werden Zahlen genannt, denen zufolge weltweit täglich 20.000 Kinder an Hunger sterben.

Es ist erfreulich, dass – zufolge des Präsidenten der Ärztekammer Oberösterreich, Dr. Otto Pjeta – weltweit der Hunger als Todesursache Nummer eins bei Kindern jetzt überwunden ist und weit zurückgetreten ist hinter den weltweiten statistischen Zahlen der Kinder, die infolge Masern sterben. Leider nennt Dr. Pjeta hier aber keine Statistiken, die seine erfreuliche Nachricht belegen, dass weltweit der Hunger überwunden worden ist.

(Oder weiß und merkt solch ein Präsident einer Ärztekammer nicht einmal mehr, was er tut, was er öffentlich behauptet, wenn er Masern als weltweite Todesursache Nummer eins bei Kindern gegenüber einer Zeitung zum Zwecke der Veröffentlichung, behauptet?)
Die Ärztekammer Oberösterreich fühlte sich, offensichtlich aufgrund der zunehmenden Skepsis in der Bevölkerung gegenüber dem Impfen, berufen, eine große Werbeanzeige für das Impfen zu veröffentlichen, die hier vor diesem Abschnitt ebenfalls abgedruckt ist. Auf den ersten Blick hat man hier den Eindruck, es handele sich um einen redaktionellen Artikel der Zeitung und nicht um eine von der Ärztekammer bezahlte Werbeanzeige für das Impfen. In einem redaktionellen Zeitungsartikel ist der Name des Journalisten genannt. Entweder als Kürzel am Anfang oder zum Schluss des Artikel, oder als voll ausgeschriebener Name. In dieser Werbeanzeige steht nur das Logo der Ärztekammer. Diese Zeitungsanzeige der Ärzte in Oberösterreich erschien u.a. in der Salzkammergut-Rundschau Nr. 15, am 10.4.2002.

Unter der Tatsachenbehauptung „Impfen nützt – Impfen schützt" ist hier die Aussage der Ärztekammer in der dritten Spalte unten/ vierte Spalte oben von großer Bedeutung:

„ ″Auch der Vorwurf, dass Impfseren Quecksilber und Depot- Nervengifte enthalten, ist falsch. Das gibt es in Österreich nicht mehr″ erläutert Dr. Sedlack."

In der ersten Spalte wird benannt, dass Dr. Sedlack der Impfreferent der Ärztekammer für Oberösterreich ist.

Hier wird zumindest eingestanden, dass die Ärzte früher „Quecksilber und Depot-Nervengifte" in die Kinder gespritzt haben. Auch in Österreich liegt die Impfentscheidung nicht beim Arzt, sondern ausschließlich bei den Patienten bzw. bei den Erziehungsberechtigten (Eltern). Auch in Österreich ist der Arzt verpflichtet, vor einer Impfeinwilligung das für die Einwilligung erforderliche Wissen zu vermitteln.

Es ist begründet anzuzweifeln, ob sich in Österreich auch nur eine einzige Mutter finden läßt, der der Arzt „früher", als noch „Quecksilber und Depot-Nervengifte" in den Impfstoffen enthalten waren, zu der Mutter gesagt hat: „Frau Müller, ich möchte jetzt Quecksilber und Depot-Nervengifte in ihr Kind spritzen, und zwar in einen Körperbereich hinein, in dem es keine natürliche Ausscheidungs- und Entgiftungsfunktion gibt, die Gifte hier demnach dauernd in ihrem Kind schädigend wirken. Dazu möchte ich jetzt gerne ihre Einwilligung haben, denn ohne Ihre Einwilligung darf ich keine Gifte in Ihr Kind spritzen."

Dass vor jeder Impfung in Österreich eine sorgfältige Aufklärung der Patienten bzw. der Eltern erfolgt, behaupteten zumindest die Ärzte in Österreich. Zum Beispiel der österreichische Kinderarzt Dr. Schaumberger, laut Übertragung des mit Tonband aufgenommenen Protokolls über die öffentliche mündliche Verhandlung vor dem Landesgericht Linz, Abteilung 4 (Aktenzeichen 4 Cg 72/01 b), am 15. Mai 2003, 11.00 Uhr:
„Dr. Erwin Schaumberger, geboren am 24.12.1954, Kinderarzt und wohnhaft in Brauhausstaße 8, 4240 Freistadt

[...] Ich gehe bei den Impfungen ohnehin nach den Richtlinien vor und aus meiner Praxis ist es so, dass ich es so mache, dass ich zunächst einmal über die beabsichtigte Impfung aufkläre, auch die Risiken und Nebenwirkungen darstelle. Es gibt ja kleinere und größere Risiken, die allerdings zum Teil eben in einem verschwindenden Prozentsatz auftreten, sodass der Vorteil der Impfung immer noch jedenfalls bei weitem überwiegt. Ich überprüfe und untersuche das Kleinkind auch, ob allenfalls auch eine Infektion stecken könnte und ich erhebe auch in der Anamnese, ob beispielsweise irgendwelche Infektionskrankheiten stecken könnten."

Mütter, die ihre Kinder bei Dr. Schaumberger haben impfen lassen, gewannen bei dieser Aussage des Dr. Schaumberger, die er als Zeuge vor Gericht tätigte, und die im Falle der Unwahrheit mit Strafe bedroht ist, den Eindruck, sie befänden sich im „falschen Film". Jedenfalls haben diese Mütter, die ihre Kinder bei Dr. Schaumberger in Freistadt haben impfen lassen, ihre Kinder nicht bei dem Dr. Schaumberger aus Freistadt impfen lassen, der als Zeuge vor dem Landesgericht Linz ausgesagt hat. Demnach muss es in Freistadt in Österreich zwei Kinderärzte geben, die sich grundlegend voneinander unterscheiden und die beide Dr. Erwin Schaumberger heißen.
Vor Gericht macht Dr. Schaumberger jedenfalls sein Wissen deutlich, dass die Gabe von Impfstoffen mit Risiken verbunden ist. Die größeren Risiken treten zufolge Dr. Schaumberger in einem verschwindenden Prozentsatz auf. Demnach treten die kleineren Risiken keinesfalls in einem verschwindenden Prozentsatz, sondern viel häufiger.
Indem Dr. Schaumberger vor Gericht behauptet, dass er vor jeder Impfung das Kleinkind untersucht und eine Anamnese (Krankheitsgeschichte) erhebt, macht Dr. Schaumberger sein Wissen deutlich, dass es sich beim Impfen keinesfalls um einen risikolosen harmlosen kleinen „Picks" handelt, wie andere Ärzte gerne behaupten.

Ob Dr. Schaumberger vor der Impfeinwilligung allerdings den Eltern sagt, dass er beabsichtigt, Depot-Nervengifte in das Kind zu spritzen, die dauernd wirken, verschweigt Dr. Schaumberger ebenso vor Gericht wie die wissenschaftliche Grundlage seiner Behauptung, dass „der Vorteil der Impfung immer noch jedenfalls bei weitem überwiegt."

Woher Dr. Schaumberger das Wissen über den Vorteil des Schutzes vor einem Virus hat, dessen zweifelsfreier Nachweis schon über 20 Jahre vor Erfindung des Elektronenmikroskopes erbracht worden sein soll, wie die Salzburger Ärzte behaupten oder vor den Giften, die Bakterien unmöglich in lebenden, mit Sauerstoff versorgten Menschen produzieren können, verschweigt Dr. Schaumberger zurückhaltend vor Gericht.

Die Vorgänge um Dr. Schaumberger, der Ärztekammer für Oberösterreich (Dr. Pjeta) und der Justiz in Österreich sind, mit Abdruck der gerichtlichen Entscheidungen, ausführlich in unserem Buch „Das Völkerstrafgesetzbuch verlangt die Überwindung der Schulmedizin!", das im klein-klein-verlag erschienen ist, dargestellt. In dieser Angelegenheit wurde mittlerweile beim Europäischen Gerichtshof für Menschenrechte eine Individualbeschwerde über die Republik Österreich eingelegt.

Dr. Schaumberger ist Mitglied der Ärztekammer für Oberösterreich. Den Ärzten, insbesondere den Kinderärzten dieser Ärztekammer ist bekannt, dass zum Zeitpunkt der Impfwerbeanzeige der Ärztekammer in Österreich in Säuglinge und Kleinkinder der Sechsfachimpfstoff Hexavac gespritzt wurde, der 0,3 mg Aluminiumhydroxyd enthält. Der Ärztekammer für Oberösterreich ist bekannt, dass Aluminiumhydroxyd als schädigendes Nervengift wirkt. Der Ärztekammer ist bekannt, dass dieses Gift in einen Körperbereich gespritzt wird, in dem keine natürlichen Entgiftungs- und Ausscheidungsfunktionen wirken, dieses Gift (metallische Verbindung) also in die Kinder implantiert und damit in die Kinder deponiert wird. Der Ärztekammer ist bekannt, dass heute und auch zum Zeitpunkt des Erscheinens der Werbeanzeige in Österreich in Kinder Depot-Nervengifte gespritzt werden.

Die Ärzte in Oberösterreich beweisen hier mit dieser Zeitungsanzeige ihre Verlogenheit zu dem Zwecke, Eltern mittels absichtlicher Irreführung zu veranlassen zuzustimmen, dass in ihre Kinder Depot-Nervengifte, z.B. Aluminiumhydroxyd, in einen Körperbereich gespritzt werden, in dem diese Gifte dauernd wirken, weil dort keine natürlichen Ausscheidungs- und Entgiftungsfunktionen wirken.

Es ist unmöglich, den verdienten guten Ruf der Ärzte in Oberösterreich zu schädigen. Mit dieser Zeitungsanzeige haben die Ärzte in Oberösterreich, günstigstenfalls mittels Duldung des öffentlichen Verhaltens der Ärztekammer, den abschließenden Beweis erbracht, dass die Ärzte in Oberösterreich keinen „guten Ruf" verdient haben. Wer derartig dreist lügt, um Gifte in Kinder spritzen zu können, hat keinen „guten Ruf verdient", hat keinen "verdienten Achtungsanspruch" dem zuwider gehandelt werden könnte. Wer sich selbst seiner Ehre freiwillig entledigt hat, dessen Ehre kann man nicht verletzen, den kann man nicht beleidigen.

Freiwillig verbreiten die Ärzte in Oberösterreich die Lüge, früher wären zwar, heute aber würden in Österreich nicht mehr „Depot-Nervengifte" in Kinder gespritzt. Zu dieser Impfwerbeanzeige hat niemand die Ärzte gezwungen.

2.5 Ein Medizinisches Glaubensbekenntnis

2.5a Das Schreiben des österreichischen Bundesministeriums für Soziale Sicherheit und Generationen vom 6. Dezember 2001.

BUNDESMINISTERIUM
FÜR SOZIALE SICHERHEIT UND GENERATIONEN

Frau Karin Wolfinger
Feldstraße 15
4493 Wolfern

GZ: 21.800/168-VIII/D/2/01 Wien, 6. Dezember 2001

Betreff: Impfen

Sehr geehrte Frau Wolfinger!

Zu Ihrer Anfrage vom 20. November 2001 teilt Ihnen das Bundesministerium für soziale Sicherheit und Generationen Folgendes mit:

Grundsätzlich ist zu betonen, dass Impfungen zu den wichtigsten und wirksamsten Präventivmaßnahmen gehören, die der Medizin derzeit zur Verfügung stehen. Ziel jeder Impfung ist es, den Impfling vor einer schweren ansteckenden Krankheit zu schützen. Zusätzlich ist es möglich, bei Erreichen ausreichend hoher Durchimpfungsraten einzelne Krankheitserreger regional und schließlich weltweit auszurotten. Ein Beispiel dafür ist die Ausrottung der Pocken. Derzeit steht nach dem weltweit erfolgreichen Impfprogramm der Weltgesundheitsorganisation auch die Ausrottung der Kinderlähmung kurz bevor. Ein weiteres Ziel ist in den nächsten Jahren die Ausrottung von Masern.

Die modernen Impfstoffe, insbesondere die für die Immunisierung von Kindern und Jugendlichen verwendeten, sind ausgezeichnet verträglich, wobei unerwünschte Nebenwirkungen, wie zum Beispiel Lokalreaktionen nur in seltenen Fällen beobachtet werden und schwerwiegendere Komplikationen in der Literatur nur in äußerst seltenen Fällen beschrieben werden. So kommt es z.B. bei Masern bei einer von 1.000 bis 2.000 mit dem Wildvirus infizierten Personen zu einer Krankheitskomplikation im Sinne einer Masernenzephalitis. Bei der Masernimpfung hingegen ist eine solche Komplikation in der Literatur lediglich in einem Fall auf 1 Mio. Impfungen beschrieben. Bei anderen Kinderimpfungen ist die Komplikationsrate noch wesentlich geringer.

Impfstoffe unterliegen, wie andere Arzneimittel auch, einem strengen Zulassungsverfahren, in welchem der Zulassungswerber ausführliche Dokumentationen über Wirksamkeit, Verträglichkeit und Unschädlichkeit des Produktes beibringen muss. Außerdem besteht in Österreich und europaweit ein Arzneimittelüberwachungssystem, das es ermöglicht, auch nach der Zulassung

Abteilung VIII/D/2, Auskunft: CHRISTINE HAIN, DW 4466
A-1030 Wien, Radetzkystraße 2, Tel: +43 1 711 00, Fax: 7189470 1477, DVR.: 0017001

2

Hinweisen auf gehäufte Nebenwirkungen, insbesondere auch von Impfstoffen nachzugehen und sofort die in Frage kommende Charge eines solchen Produktes vom Markt zu nehmen.

Die Erreger von Krankheiten, gegen die man sich durch Impfungen schützen kann, wurden nachgewiesen. Alle durch Impfungen verhütbaren Krankheiten sind demnach durch nachweisbare Krankheitserreger verursacht. Die entsprechenden Impfstoffe enthalten abgeschwächte (attenuierte) oder abgetötete (inaktivierte) Krankheitserreger bzw. deren Stoffwechselprodukte.

Bezüglich ausführlicher Informationen über Bakterien und Viren verweisen wir auf die jeweilige Fachliteratur zum Thema Bakteriologie, Virologie oder Mikrobiologie bzw. auf zahlreiche einschlägige Internet-Seiten. Alle weiteren Informationen über Impfungen entnehmen Sie bitte unserer Impfbroschüre.

Mit freundlichen Grüßen

Für den Bundesminister
AIGNER

Für die Richtigkeit
der Ausfertigung: NEUHERZ

2.5b Medizinreligion mit dem Glaubensbekenntnis des Impfschutzes

Bärbel Engelbertz

Das für Impfungen zuständige Bundesministerium in Österreich mit dem vielversprechenden Namen „Bundesministerium für soziale Sicherheit und Generationen" schreibt in seinem Brief vom 06. Dezember 2001:

> *„Grundsätzlich ist zu betonen, dass Impfungen zu den wichtigsten und wirksamsten Präventivmaßnahmen gehören, die der Medizin zur Verfügung stehen. Ziel jeder Impfung ist es, den Impfling vor einer schweren ansteckenden Krankheit zu schützen."*

Diese Aussage ist so lange ein Glaubensbekenntnis, wie sie nicht bewiesen ist. Um den Beweis für die obige Aussage zu führen, ist es wichtig zu wissen, ob das Ziel jeder Impfung, *„den Impfling vor einer schweren ansteckenden Krankheit zu schützen"* auch wirklich mit jeder Impfung erreicht wird.

Eine *„schwere ansteckende Krankheit"* ist ohne Zweifel eine Infektion nach der Modellvorstellung von Pasteur. Pasteur stellte die Hypothese (=unbewiesene Behauptung) auf, dass ein sog. Erreger von außen in den Körper eindringt und dort ganz bestimmte Reaktionen, eben die *„schwere ansteckende Krankheit"* verursacht.

Das wäre ohne jede Einschränkung richtig, wenn die als Erreger behaupteten Mikroben nicht im gesunden Menschen zu finden wären und tatsächlich keine anderen Funktionen hätten, als sich im Menschen festzusetzen und ihn krankhaft zu verändern.

Wer prüft systematisch die Mikroben im Gesunden und wem oder was würde diese Glaubens-Modellvorstellung eigentlich nützen?

Sicherlich hätte der behauptete Erreger als Eindringling erst einmal Lebensbedingungen, die ihm seine Ernährung und Vermehrung sichern. Aber dann wird er entweder durch den Körper bekämpft oder er vernichtet seine Lebensgrundlage, indem der Körper ihn nicht bekämpfen kann und er mit dem besiedelten menschlichen Körper schlicht stirbt – Ende seiner Lebenszeit und Laufbahn!

Wenn der Erreger immer von außen kommen muss und stets aus einem kranken Menschen auf einen gesunden Menschen überspringt – so die Modellvorstellung der Infektionslehre nach Pasteur - , müsste ständig irgendjemand z.B. mit einem

Masernausschlag herumlaufen oder mit einem Köfferchen oder sonstigen Gefäß mit Erregern, die boshafterweise auf gesunde Menschen gekippt werden. Denn wer schließlich infiziert den ersten erkennbar Infizierten?

Ist Ihnen das schon einmal begegnet?

Die Preisfrage lautet: Wer hätte denn etwas von dieser Modellvorstellung des bösen Feindes von außen, der so gefährlich für den Menschen ist?

Das ist genauso wie in der Kirche: Solange ein Feindbild (=Teufel, der mein Seelenheil gefährdet) existiert, muss ich mich vor ihm schützen, um meine vermeintliche Seelen-Sicherheit zu verteidigen. In der Kirche waren dies Rituale in einer unverständlichen Kirchensprache, Kreuz, Weihwasser und Beichte gegen den Teufel (den nie jemand gesehen hat, wie die Mikroben!), wodurch der Priester seine Existenz sicherte. In der Pharmaindustrie ist dies der geheimnisumwitterte Impfstoff (Herstellergeheimnis!), dessen Nutzen ebenfalls nie jemand gesehen hat. Oder wurden Ihnen die Zahlen zu Erkrankungen Geimpfter an der Krankheit, gegen die geimpft wurde, überprüfbar vorgelegt?

Die Impfstoffhersteller stellen den Schutz (= Impfstoffe = Antigene) gegen den behaupteten vermeintlich bösen Modell-Erreger von Pasteur (=Teufel) her, die weder Sie noch ich sehen können und die Ihnen auch keine Gesundheitsbehörde der Welt als Krankheitserreger beweisen kann und auch noch nicht bewiesen hat.

Und brav – oder auch tölpelhaft – wie die Natur nun einmal nach der Religionswissenschaft der Medizin ist, bildet sie nach dem Wunschdenken (=Modellvorstellung von Pasteur) der Impfstoffhersteller natürlich die Antikörper (=Seelenheilmittel gegen den Teufel) speziell zu dem Impfstoff passend, die der Impfstoffhersteller haben will – wie seinerzeit in der Beichte! Die funktioniert natürlich nur, wenn ein Priester sie vornimmt (=mit dem geheimnisvollen Impfstoff der Pharma!) und möglichst mit einer Spende und staatlichem Schutz (=Impfempfehlung und Impfpflicht)!

Nun kommen Sie und fragen nach Beweisen! Die sind kein Geheimnis, sondern einfache Biochemie: Was ich vorher in den Körper an Stoffen (verfaulende Eiweiße und Nukleinsäuren aus Tierzellen, menschlichen Abtreibungsprodukten und Krebszellen (weil die so schön schnell wachsen bis zur „Virusernte“), Antibiotika, die Nervengifte Aluminiumhydroxid und Thiomersal (=organisches Quecksilber) u.a. in Form des Impfstoffes) hineingebe, kann ich natürlich mit einfachen chemischen Nachweisen auch wieder als dort hineingegeben (=als angeblich im Körper gebildete „spezifische“ Antikörper) nachweisen – das ist etwa wie das As im Ärmel des Zauberers. Oder glauben Sie tatsächlich bei Zaubervorstellungen an die Materialisierung von Kaninchen und Tauben? Meinen Sie nicht

auch, dass der Zauberer sie vorher deponiert hat?
So intelligent die Natur nun auch ist (ganz im Gegensatz zur Medizin, einschließlich der Gentechnik, die meint alles besser zu können), überstehen viele Menschen die Teufelsbekämpfung in der geheimnisvollen Kirchensprache mehr oder weniger unbeschadet. Aber da gibt es auch viele, bei denen das Einbringen des Giftstoffes „Impfung“ das Fass zum Überlaufen bringt. Betrachten Sie die Gottesurteile in Zeiten der Hexenverfolgung: Wer hält es schon 10 Minuten unter Wasser ohne zu atmen aus?!
Solche „gerechten“ Gottesurteile passen nicht in die Modellvorstellung des Pasteur und der religiösen Medizinwissenschaft. Schließlich leben wir nicht mehr im Mittelalter!

Also bekommen Sie nachprüfbare Zahlen zu Gesundheitsschäden nach Impfungen nicht zu sehen – auch nicht auf noch so beharrliche Anfrage.

Aber Sie dürfen diese Schäden finanzieren – mit Ihren Krankenkassenbeiträgen.

Das gilt übrigens für fast alle chemisch-pharmazeutischen Produkte mit ihren Nebenwirkungen – das Modell eines sehr effektiven Recyclingsystems.
Sie finanzieren den Impfstoff (Geldempfänger Pharma), der Sie vergiftet und den entstehenden Gesundheitsschaden, den selbstverständlich der Menschenfreund Pharma repariert, den bezahlen Sie auch noch selbst. Das Infektions- und Impfmodell nach Pasteur ist noch ausgeklügelter als jede Religion: Es sichert Arbeitsplätze und Macht – und ist doch nichts anderes als ein geheimnisumwittertes Glaubensbekenntnis der chemisch-pharmazeutischen Medizin ohne jeden nachprüfbaren Teufels-Beweis.

2.5c Verschleierung der Ursachen der Impfschäden

Karl Krafeld

In Österreich ist das „Bundesministerium für Soziale Sicherheit und Generationen“ auch für die Gesundheitspolitik und somit auch für das „Impfen“ zuständig. Mit Datum vom 6.12.2001 gibt die österreichische Regierung und das österreichische Gesundheitsministerium tiefe Einblicke in die österreichische Regierungspolitik, in die österreichische Impfpolitik.

Auf das Impfglaubensbekenntnis, das die Regierung im zweiten Absatz auf S. 1 ablegt, ging Bärbel Engelbertz im vorhergehenden Beitrag ein. Im dritten Absatz auf S.1 schreibt das Ministerium:

„Die modernen Impfstoffe, insbesondere die für die Immunisierung von Kindern und Jugendlichen verwendet werden, sind ausgezeichnet verträglich, wobei unerwünschte Nebenwirkungen, wie zum Beispiel Lokalreaktionen nur in seltenen Fällen beobachtet werden und schwerwiegende Komplikationen in der Literatur nur in äußerst seltenen Fällen beschrieben werden.“

Immerhin wird hier das Wissen dargelegt, dass es auch zu schwerwiegenden Komplikationen infolge von Impfungen, also zu schweren dauerhaften Impfschäden, kommen kann.

Die Literatur, auf die sich das Bundesministerium hier bezieht, in der nur in äußerst seltenen Fällen Impfschäden beschrieben werden, wird selbstverständlich von den „weltweit tausenden Wissenschaftlern“ geschrieben, auf die Frau Gesundheitslandesrätin Dr. Stöger in dem hier in diesem Buch abgedruckten Schreiben vom 28. Mai 2001 verweist, die, weil nicht sein kann, was nicht sein darf, nicht einem Wahngebäude verfallen sind. Kein denkender Mensch kann sich darüber wundern, dass diese Wissenschaftler sehr selten und sehr ungern Impfschäden beschreiben. Das Ministerium sieht die Tatsache, dass diese Wissenschaftler so selten Impfschäden beschreiben als Beweis dafür an, dass es tatsächlich auch sehr wenige Impfschäden gibt. Zufolge dieser Logik existiert nur das, was die Wissenschaft erforschen will. Weigern sich die „tausende Wissenschaftler“ an der Erforschung, dann existieren auch nahezu keine Impfschäden. So einfach ist Wissenschaft und Wirklichkeit.

Auch das Bundesministerium bekundet seinen Stolz, dass die „modernen Impfstoffe“ immer verträglicher geworden sind. Demnach weiß das Ministerium ganz genau, dass die Impfstoffe früher nicht so verträglich waren, dass die Impfstoffe zumindest früher risikoreich waren.

In diesem Buch ist das Schreiben der Ärztekammer für Salzburg vom 12.9.2002 abgedruckt. Die Ärztekammer behauptet hier stolz, dass seit Jahren das Thiomersal (Quecksilber) nicht mehr in Impfstoffen enthalten ist. Ebenso ist der Zeitungsbericht in diesem Buch abgedruckt, in dem Frau Dr. Magnet, Landessanitätsdirektion für Oberösterreich, eingesteht, dass früher in den Impfstoffen Quecksilber enthalten war und stolz behauptet, dass in Österreich heute Kinder nur noch mit quecksilberfreien Impfstoffen geimpft werden. In der bezahlten Zeitungsanzeige, die hier im Buch abgedruckt ist, erklärt die Ärztekammer für Oberösterreich stolz: „Auch der Vorwurf, dass Impfseren Quecksilber und Depot-Nervengifte enthalten, ist falsch. Das gibt es in Österreich nicht mehr."

In diesem Buch ist hinreichend das Wissen der Ärzte und Gesundheitsbehörden dokumentiert, dass „Quecksilber und Depot-Nervengifte", die in Kinder gespritzt werden, nicht unbedingt als gesundheitsfördernd für die Kinder behauptet werden dürfen, sondern das Risiko leichter bis schwerster Schäden in sich tragen.

Erstaunlich ist, was das Bundesministerium im dritten Absatz behauptet:
„So kommt es z.B. bei Masern bei einer von 1.000 bis 2.000 mit dem Wildvirus infizierten Personen zu einer Krankheitskomplikation im Sinne einer Masernenzephalitis. Bei der Masernimpfung hingegen ist eine solche Komplikation in der Literatur lediglich in einem Fall auf 1 Mio. Impfungen beschrieben. Bei anderen Kinderimpfungen ist die Komplikationsrate noch wesentlich geringer.

Das Ministerium behauptet hier die Existenz von wilden oder wild gewordenen Viren, von Wildviren, die eine Gehirnentzündung (Masernenzephalitis) verursachen können. Während das, was im Impfstoff enthalten ist nur bei jeder millionsten Impfung eine Gehirnentzündung verursacht.
Diese Aussage der Regierung wird damit zusammenhängen, dass es in Österreich viele Berge gibt. In den Bergen ist es durchaus möglich, dass dort die Steine als wild geworden wirken. Wenn man von solchen wild gewordenen Steinen am Kopf getroffen wird, kann das auch sehr unangenehm, ja sogar tödlich sein.

Ein Virus lebt nicht. Ebenso wenig wie ein Stein lebt. Von „Leben" wird nur dann gesprochen, wenn ein eigener Stoffwechsel vorhanden ist. Bakterien leben. Bakterien haben einen eigenen Stoffwechsel. Viren haben keinen eigenen Stoffwechsel. Ebenso wenig wie Steine. Vieren leben nicht. Was nicht lebt, kann auch nicht wild sein, wild werden oder abgetötet werden. Steine können nicht abgetötet werden. Viren auch nicht – zumindest in den österreichischen Bergen ebenso wenig, wie dort Steine abgetötet werden können.

Im Wiener Gesundheitsministerium ist die Situation anders als in den Bergen. Offensichtlich können im Ministerium auch Steine abgetötet werden. Jedenfalls behauptet das Ministerium
im Schreiben vom 6.12.2001, Seite 2, zweiter Absatz:

„Die Erreger von Krankheiten, gegen die man sich durch Impfungen schützen kann, wurden nachgewiesen.“ (Zufolge der Ärztekammer Salzburg wurde das Poliovirus über 20 Jahre vor Erfindung des Elektronenmikroskopes nachgewiesen.) **„Alle durch Impfungen verhütbaren Krankheiten sind demnach durch nachweisbare Krankheitserreger verursacht.“** (Da sowohl die Ärztekammer für Salzburg, als auch Frau Dr. Stöger und Frau Dr. Magnet nachgewiesen haben, dass sie keinen einzigen Virusnachweis benennen können, ist hier der Bundesregierung zuzustimmen. Da kein krankheitserregendes Virus nachgewiesen ist, kann auch keine Krankheit wie Masern, Polio usw. durch Impfung verhütet werden: kein nachgewiesener Krankheitserreger = keine durch Impfung verhütbare Krankheit. Hier ist das Ministerium ehrlich, wenn man genau liest.) **„Die entsprechenden Impfstoffe enthalten abgeschwächte (attenuierte) oder abgetötete (inaktivierte) Krankheitserreger bzw. deren Stoffwechselprodukte.“**

Wer behauptet, Viren können abgetötet werden, wie es hier die österreichische Bundesregierung mit Datum vom 6.12.2001 tut, wird ebenso behaupten können, in Österreich können auch die Steine in den Bergen abgetötet werden und sind dann weit weniger gefährlich wie die wilden Steine, die Wildsteine (Wildviren).

Jedenfalls behauptet hier das Ministerium, dass die Impfstoffe abgeschwächte oder abgetötete Viren (Steine) enthalten. Diese abgetöteten Viren (Steine) sind zufolge der Aussage des Ministeriums weit weniger gefährlich als wilde Steine, als Wildviren.
Tatsächlich wird man das, was das Ministerium hier als abgeschwächte oder abgetötete Viren (Steine) behauptet und in Impfstoff enthalten sein soll, tatsächlich als nahezu risikolos und harmlos ansehen müssen.

Das Gefährliche und Riskante im Impfstoff sind ja die sog. Impfzusatzstoffe. Wenn heute stolz behauptet wird, dass die Impfstoffe kein Quecksilber und keine Depot-Nervengifte mehr enthalten – vollkommen unabhängig, ob diese Behauptung wahr ist – dann beweist dies das Wissen der Ärzteschaft und der Gesundheitsbehörden, dass diese Stoffe „Quecksilber und Depot-Nervengifte“ die tatsächlich gefährlichen Stoffe sind, die kleinste bis schwerste dauerhafte Impfschäden verursachen können.

Auf diesem Hintergrund ist in einem Gutachten zur Anerkennung einer durch eine FSME-Impfung (Zecken) verursachten gesundheitlichen Schädigung Erstaunliches zu lesen. Dr. med. Holtmann, Schloßplatz 6, D-91207 Lauf, schreibt im ärztlichen Gutachten an das Sozialgericht Würzburg (BRD) (S 1 VJ 2/02) auf S. 16:

„Die Auseinandersetzung des Organismus mit den im Impfstoff enthaltenen Immunogenen und Begleitstoffen führt zu unterschiedlichen, teils er-

wünschten, teils unerwünschten Reaktionen. Zu unterscheiden sind hierbei Impfreaktionen (Nebenwirkungen) von Impfkomplikationen (Impfschäden und Impfversagen). Als Auslöser der Impfreaktionen kommen sowohl das Impfagens wie auch die Begleitstoffe der Impfpräparate in Betracht.“

Hier wird hinsichtlich der Ursache ein grundlegender Unterschied zwischen „Impfreaktionen“ und „Impfschaden“ gemacht! Das Gesetz definiert einen Impfschaden als eine über das übliche Ausmaß einer Impfreaktion hinausgehende gesundheitliche Schädigung.

Ursächlich für eine Impfreaktion ist oder kann all das sein, was in der Impfspritze enthalten ist und was gespritzt wurde. Hierzu zählen einerseits das, was der Gutachter hier als „Immunogene“ oder „Impfagens“ bezeichnet und was die österreichische Regierung im Schreiben vom 6.12.2001 als „abgeschwächte (attenuierte) oder abgetötete (inaktivierte) Krankheitserreger bzw. deren Stoffwechselprodukte“ bezeichnet und das, was der Gutachter als „Begleitstoffe“ und die Ärztekammer für Oberösterreich als „Quecksilber und Depot-Nervengifte“ benennt. All das ist ursächlich für die Impfreaktion, oder kann zumindest hierfür ursächlich sein, sagt der Gutachter.

Für eine über das übliche Ausmaß einer Impfreaktion hinausgehende gesundheitliche Schädigung, für einen Impfschaden kann aber nicht alles ursächlich sein, sondern nur ein Teil dessen, was in der Impfspritze enthalten war und auch tatsächlich gespritzt wurde. Ausdrücklich betont der Gutachter, dass nur für die Impfreaktion alles ursächlich sein kann, was beim Impfen gespritzt wurde.

Noch klarer wird dies in einem Schreiben des „Verbandes der Kriegs- und Wehrdienstopfer, Behinderten und Rentner Deutschlands, Landesverband Bayern e.V.“ (VdK), Bezirksgeschäftsstelle Bayreuth vom 17.5.2004 (Wi/bl 05896). Die Mutter eines Kindes, das seit einigen Jahren, unmittelbar nach der 6-fach-Impfung, unter schweren Krampfanfällen leidet, hatte sich hilfesuchend an den VdK gewandt, damit die Schädigung als Impfschaden anerkannt wird. Der VdK hatte hier der Mutter zugesagt, ihr zu helfen, dass sie bzw. ihr Kind zu ihrem Recht kommen. Die Sozialreferentin, Ass. jur. Ulrike Wich schreibt an einen VdK-Kreisverband:

„Darüber hinaus sollte man die Mutter des Klägers darauf hinweisen, dass die von Herrn Krafeld in seinem Schreiben vom 19.09.03 angeführte These, wonach auch der Trägerstoff Aluminiumhydroxid als mögliche Ursache in Betracht kommt, vom Gericht mangels wissenschaftlicher Erkenntnisse nicht überprüft werden wird. In den Anhaltspunkten ist dieser Trägerstoff noch nicht erfasst.“

Es ist anzuzweifeln, ob ein Gericht eine solche Aussage gegenüber dem VdK gemacht hat, wie hier der VdK behauptet. Möglich ist bei diesen Richtern, die wir haben, aber nahezu alles.
Mit „Anhaltspunkte" sind hier die in Deutschland maßgeblichen „Anhaltspunkte für die ärztliche Gutachtertätigkeit" des Bundessozialministeriums (BRD) aus dem Jahre 1996 (AHP 1996) genannt. 1996 war der Impfstoff, der hier dem Kind gespritzt wurde, noch nicht einmal zugelassen. Demnach kann dieser Impfstoff in der AHP 1996 auch nicht erfasst sein. Tatsächlich ist in der AHP 1996 kein einzelner Trägerstoff, auch Zusatzstoff genannt (Quecksilber u.a. Depot-Nervengifte) als mögliche Ursache für einen Impfschaden im Konkreten genannt.

Tatsächlich ist in Ziff. 56 Abs. 2 der AHP 1996 aber durchaus genannt, dass „zusätzliche Inhaltsstoffe" (Trägerstoffe, Begleitstoffe wie Quecksilber, Depot-Nervengifte u.a.) ursächlich oder mitursächlich für die Impfreaktion sind oder sein können:
„(2) Nach jeder Impfung tritt eine Reaktion des Organismus auf, die sich in unterschiedlichen örtlichen oder allgemeinen Erscheinungen äußern kann. Hierbei spielen die individuelle Reaktionsbereitschaft und die Immunität eine Rolle. Für die Stärke der Allgemeinreaktion ist auch der Gehalt des Impfstoffes an Fremdeiweiß und zusätzlichen Inhaltsstoffen von Bedeutung."

Hier ist eindeutig geregelt, dass es die AHP 1996 nicht zulässt, es in einem Impfschadensanerkennungsverfahren zu unterlassen, zu prüfen, ob einer der „zusätzlichen Inhaltsstoffe" mit Wahrscheinlichkeit ursächlich für den Impfschaden ist. Kein nur dem Gesetze unterworfener Sozialrichter darf es hier unterlassen, zu prüfen, ob dieser „Trägerstoff" ursächlich für den Impfschaden sein kann. Wenn zu diesem Trägerstoff keinerlei „wissenschaftlichen Erkenntnisse" vorliegen, hätte der Impfstoff nicht einmal zugelassen werden dürfen. Tatsächlich liegen zum Stoff „Aluminiumhydroxyd" zumindest ähnliche wissenschaftliche Erkenntnisse vor, wie zum Stoff „Zyankali". „Zyankali" ist in Impfstoffen (vermutlich) nicht enthalten. „Aluminiumhydroxyd" ist in dem zugelassenen 6-fach-Impfstoff enthalten.

Dasselbe Ministerium, das „abgetötete Viren" (abgetötete Steine) in Impfstoffen behauptet, gab mit Datum vom 3. April 2003 (GZ 21800/68-VI/A/4/03) eine Warnung vor der 6-fach-Impfung heraus. Es wurde auf einen Todesfall in Österreich in zeitlichem Zusammenhang mit der Impfung und auf mehrere Todesfälle im Ausland hingewiesen. Wenige Tage später, am 11. April 2003, hob dasselbe Ministerium diese Warnung auf (GZ 21420/24-VI/A/7/03) und begründete die Entscheidung folgendermaßen:
„Am 8. und 9. April 2003 fanden bei der Europäischen Arzneimittelagentur Expertensitzungen zu dieser Problematik statt. Aufgrund des Ergebnisses dieser Expertensitzung teilt das Bundesministerium für soziale Sicherheit und Generationen nunmehr mit:

Die am 3. April 2003 verfügte Warnung betreffend die vorläufige Aussetzung der Verwendung von Sechsfachimpfstoffen bei Kleinkindern mit familiärer oder eigener Krampfanamnese ist nicht mehr gültig."
Bei den Experten handelt es sich offensichtlich um einige der „tausenden von Wissenschaftlern", auf die Frau Dr. Stöger verweist, die nur deshalb keinem Wahngebilde verfallen sein können, weil sie keinem Wahngebilde verfallen sein dürfen. Eine sorgfältige Prüfung, ob der aluminiumhaltige 6-fach-Imfpstoff ursächlich für den Tod des Kindes war, kann in solch kurzer Zeit auch die Europäische Arzneimittelagentur nicht vorgenommen haben. Das weiß auch der Unterzeichner der Verfügung vom 11.4.2003 Dr. Hrabcik aus der österreichischen Bundesregierung.

Ein Jahr später behauptet Frau Ass. jur. Ulrike Wich vom VdK Bayreuth, der Sozialrichter habe behauptet, „mangels wissenschaftlicher Erkenntnisse" könne nicht überprüft werden, ob Aluminiumhydroxyd als Bestandteil des 6-fach-Impfstoffes ursächlich für den Impfschaden ist.

Wenn im Jahre 2004 keine „wissenschaftlichen Erkenntnisse" vorliegen, dann können der Entscheidung der Europäischen Arzneimittelagentur auch keine „wissenschaftlichen Erkenntnisse" zugrunde gelegen haben.

Wer einen möglichen ursächlichen Zusammenhang zwischen Aluminiumhydroxyd und einem Krampfleiden leugnet, hat entweder nicht Medizin studiert oder hat sein medizinisches Examen durch Betrugstaten erschlichen.

Ausdrücklich verfügt die österreichische Regierung mit Datum vom 11.4.2003, dass der aluminiumhaltige Sechsfachimpfstoff auch dann gespritzt werden soll, wenn in der Familie Krampfleiden vorhanden sind oder wenn das Kind selbst sogar unter einem Krampfleiden leidet. Mit Grobfahrlässigkeit ist dieses österreichische Regierungsverhalten nicht mehr entschuldbar. Hier ist die österreichische Regierungsabsicht bewiesen.

Mit Datum vom 6.12.2001 beweist auch die österreichische Regierung, dass die Gabe von Impfstoffen mit Risiken verbunden ist. Hinreichend ist das Wissen belegt, dass die Gabe der Impfzusatzstoffe wie „Quecksilber und Depot-Nervengifte" mit Risiken verbunden ist.

Allgemein wird auch anerkannt, dass diese Zusatzstoffe ursächlich oder mitursächlich für die Impfreaktion sind. Unter Bezugnahme auf den Sozialrichter behauptet der VdK, dass diese Zusatzstoffe bei der Impfschadensanerkennung deshalb zu ignorieren sind, weil hierüber keine „wissenschaftlichen Erkenntnisse" vorliegen.

Warum behauptet dann die Ärztekammer für Oberösterreich stolz, dass heute in Impfstoffen kein Quecksilber und keine Depot-Nervengifte mehr enthalten sind, wenn hierüber keine „wissenschaftlichen Erkenntnisse“ vorliegen?

Liest man die hier wiedergegebene Behauptung des Gutachters Dr. Holtmann vom 24.3.04 genau, dann behauptet die Medizinwissenschaft, dass die Zusatzstoffe (Quecksilber, Depot-Nervengifte) wohl ursächlich für die Impfreaktion sind, **aber nicht ursächlich für eine über das übliche Ausmaß einer Impfreaktion hinausgehenden gesundheitlichen Schädigung, für einen Impfschaden sein können.**

Das ist nicht unwissenschaftlich. Das ist Ausdruck eines Wahngebildes, das die Mediziner aufgebaut haben und das, zufolge von Frau Landesgesundheitsrätin Dr. Stöger deshalb nicht sein kann, weil nicht sein darf, dass weltweit tausende Wissenschaftler einem solchen Wahngebilde verfallen sind, zum Schaden insbesondere der Kinder.

Genau dieser Wahnsinn wird in dem Schreiben der österreichischen Bundesregierung vom 6.12.2001 deutlich. Das Ministerium vertritt hier den durchgängigen medizinwissenschaftlichen Wahnsinn, dass die Zusatzstoffe (Quecksilber, Depot-Nervengifte) nicht ursächlich für Impfschäden sein können, sondern für Impfschäden nur die Wahngebilde der „abgetöteten Steine“ (abgetöteten Viren) ursächlich sein können.

Bei einem solchen Wahnsinn, der es verbietet zu prüfen, ob das, was tatsächlich ursächlich für Impfschäden sein kann, nämlich die Zusatzstoffe (Quecksilber, Depot-Nervengifte), kann sich niemand darüber wundern, dass nahezu kein tatsächlicher Impfschaden anerkannt wird. Diese extrem geringe Anerkennungsquote wird von den Wahnsinnigen dann als wissenschaftlicher Beweis der Risikolosigkeit der Impfungen behauptet.

Durchschauen Mütter diesen Wahnsinn, dann können nur noch wahnsinnige Mütter ihre Kinder von wahnsinnigen Ärzten, auf Drängen und aufgrund von Verführungen mit Geldgeschenken durch wahnsinnige Regierungen (z.B. Österreich), impfen lassen.

2.6 (Un-) Heimlicher staatlicher Impfzwang in Österreich

2.6a Rundschreiben des Landes Oberösterreich vom Dezember 2001 zum Außerordentlichen Familienzuschuss.

LAND OBERÖSTERREICH

FAMILIENSERVICESTELLE

4021 Linz
Klosterstraße 7

EINGEGANGEN 12. Dez. 2001

Aktenzeichen: PräsS-650002/660-2001-Pib

Bearbeiterin: Birgit Piberhofer
Telefon: 0732 / 7720-15056
Fax: 0732 / 7720-11621
E-mail: praes.post@ooe.gv.at

Linz, im Dezember 2001

An alle
familienflankierenden Einrichtungen

Einführung des Außerordentlichen Familienzuschusses für Geburten zwischen 1.7.00 - 31.12.01

Sehr geehrte Damen und Herren!

Mit der Einführung des österreichweiten Kinderbetreuungsgeldes (KBG) für Geburten ab 1.1.02 wurde auch eine Übergangsregelung für die Mütter/Väter beschlossen, deren Kinder zwischen 1.7.00 - 31.12.01 geboren wurden und die Anspruch auf Karenzgeld oder eine ähnliche Leistung hatten. Diese Neuregelung des KBG bringt mit sich, dass lt. Berechnung der Abteilung Statistik des Landes Oö. rund 4100 Mütter/Väter keine Unterstützung seitens des Bundes erhalten würden.

Daher hat die Oö. Landesregierung am 19.11.01 beschlossen, für **Mütter/Väter**, deren Kinder zwischen 1.7.00 und 31.12.01 geboren wurden und die **nicht in die Übergangsregelung des Kinderbetreuungsgeldes** (z.B. Verlängerung des Karenzgeldbezuges) **fallen**, den **Außerordentlichen Familienzuschuss (AOFZ)** einzuführen. Die Höhe des Zuschusses beträgt monatlich 40,00 € (= 550,41 öS) und wird vom 1.1.02 bis zum vollendeten 30. Lebensmonat des Kindes ausbezahlt. Der AOFZ ist nicht vom Einkommen abhängig und berücksichtigt auch Mehrlingsgeburten.

Die **Voraussetzungen** für den Erhalt des AOFZ sind:

- Wohnsitz bereits ein Jahr vor Geburt des Kindes, für das der Antrag gestellt wird, in Oberösterreich (die diesbezügliche Bestätigung erbitten wir wieder von den Gemeinden/Magistraten
- Geburt des Kindes zwischen 1.7.00 und 31.12.01
- Die Mutter/der Vater hatte für dieses Kind im genannten Zeitraum keinen Anspruch auf Karenzgeld (bzw. ähnliche Leistung)
- Durchführung aller Mutter-Kind-Pass - Untersuchungen
- Das Kind, für das der Antrag gestellt wird, muss alle öffentlichen Schutzimpfungen erhalten haben.

DVR.0069264 http://www.ooe.gv.at

Diesen Müttern/Vätern steht außerdem für Geburten bis 31.12.01 bei Erfüllung der Anspruchvoraussetzungen der bisherige **Familienzuschuss des Landes Oö. nach Geburt eines Kindes** zur Verfügung. Dieser vom Familieneinkommen abhängige Familienzuschuss ist mit dem vom Amt der Oö. Landesregierung aufgelegten Formblatt zu beantragen und wird **keinesfalls parallel mit dem Kinderbetreuungsgeld-Bezug** (bzw. dem verlängerten Karenzgeldbezug) **ausbezahlt!** Alle anderen Familienzuschüsse, die vom Familienreferat abgewickelt werden, bleiben auch 2002 aufrecht (Schulbeginnhilfe, Schulveranstaltungshilfe, Familienautozuschuss, Mobilitätszuschuss).

Damit möglichst alle 4100 Mütter/Väter in Oberösterreich von dieser Unterstützung erfahren, **ersuchen** wir **Sie**, die beiliegenden **Informationsfolder aufzulegen** und die betreffenden Familien darauf aufmerksam zu machen. Weiters ersuchen wir Sie, mittels beiliegendem Anforderungsformular die Anzahl der benötigten AOFZ - Anträge bekannt zu geben und dieses dem Familienreferat per Fax: 0732/7720-11621 zu retournieren.

Wir bedanken uns recht herzlich für Ihre Unterstützung und verbleiben

Mit freundlichen Grüßen!

Für die Oö. Landesregierung
Im Auftrag

Hofrat Dkfm. Werner Höffinger

Beilagen

Hinweise:
Wenn Sie mit uns schriftlich in Verbindung treten wollen, richten Sie Ihr Schreiben bitte an das Amt der Oö. Landesregierung, Familienservicestelle, Klosterstraße 7, 4021 Linz, und führen Sie das Aktenzeichen dieses Schreibens an.

2.6b Werbeblatt der Landesregierung von Oberösterreich zum Mutter-Kind-Zuschuss.

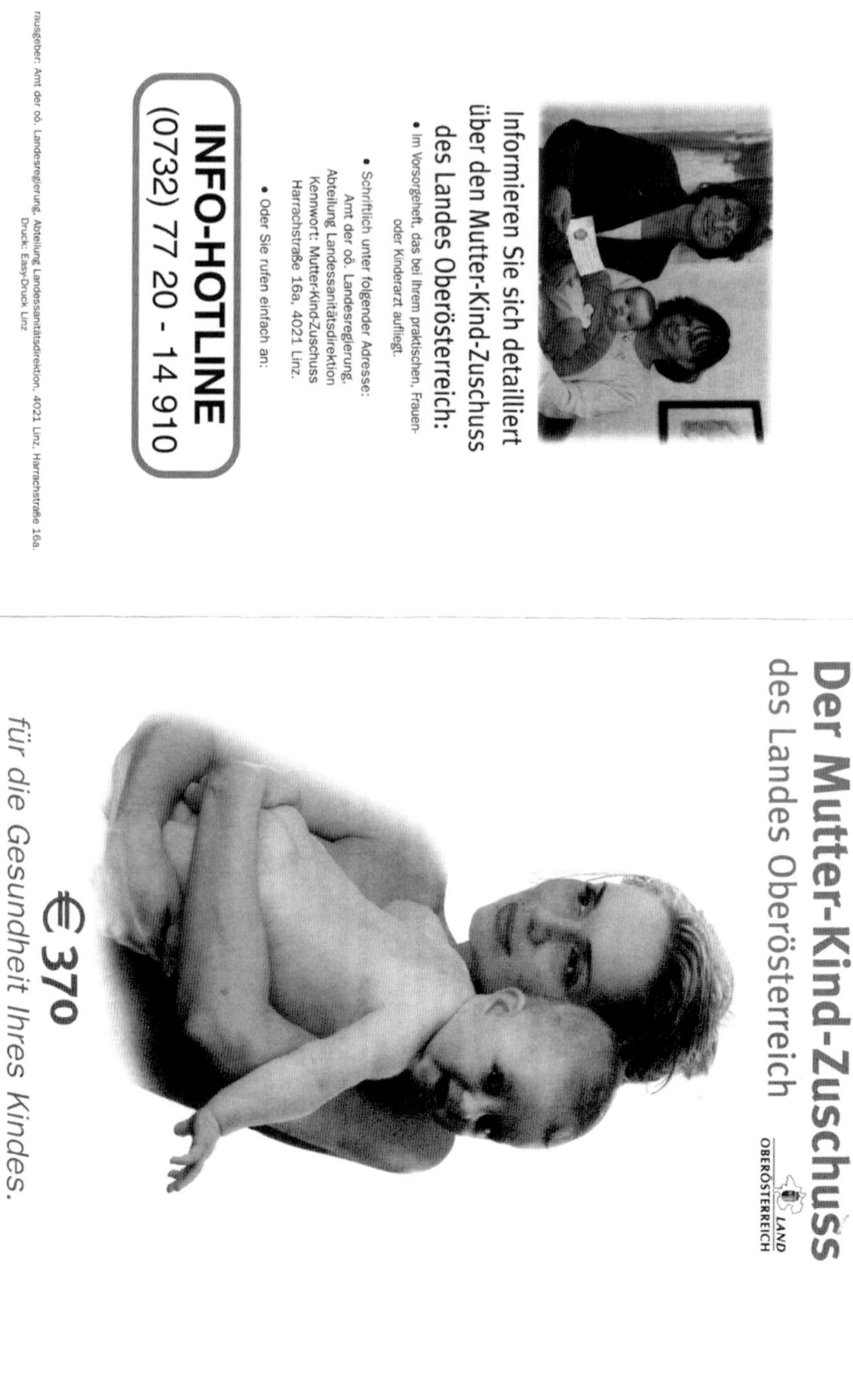

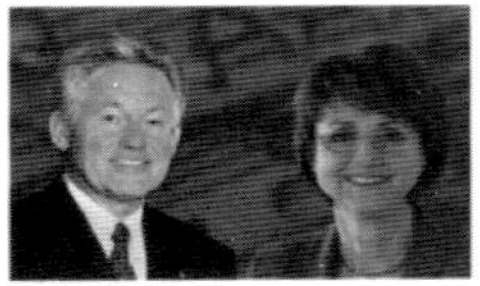

Liebe Eltern!

Im Mutter-Kind-Pass sind alle Untersuchungen vorgesehen, die unsere Kinder rechtzeitig vor gesundheitlichen Schäden bewahren.

Weil die Sorge um die Gesundheit und das Wohlergehen unserer Kinder zu den vordringlichsten Aufgaben unserer Gesellschaft gehören, hat das Land Oberösterreich einen Mutter-Kind-Zuschuss in Höhe von € 370 (ca. S 5100) pro Kind beschlossen. Er wird je zur Hälfte mit Vollendung des zweiten Lebensjahres und nach der letzten Untersuchung ausbezahlt und soll als zusätzlicher Anreiz für die Inanspruchnahme der vorgesehenen Untersuchungen und Impfungen dienen.

Genauere Informationen finden Sie im Vorsorgeheft, das bei Ihrem praktischen, Frauen- oder Kinderarzt aufliegt. Auch über unsere Info-Hotline erfahren Sie alles über dieses wichtige Thema.

Wir wünschen Ihnen für Ihre gemeinsame Zukunft alles Gute!

DR. JOSEF PÜHRINGER
Landeshauptmann

DR. SILVIA STÖGER
Gesundheits-Landesrätin

Wer hat Anspruch auf den Mutter-Kind-Zuschuss?

Anspruch auf den Mutter-Kind-Zuschuss hat ein Elternteil (Adoptivelternteil, Pflegeelternteil), sofern

1. sein Kind ab dem 1.1. 2000 geboren ist,
2. er das Kind überwiegend betreut,
3. er mit dem Kind im gemeinsamen Haushalt wohnt und
4. sowohl er als auch das Kind zum Zeitpunkt des Antrages nachweisen, dass sie seit mindestens einem Jahr in Oberösterreich ihren Hauptwohnsitz haben.

Welche Voraussetzungen müssen gegeben sein?

- Der Antrag muss innerhalb eines Jahres nach Vollendung des 2. bzw. 4. Lebensjahres des Kindes gestellt werden.
- Das Antragsformular muss leserlich und vollständig ausgefüllt sein.
- Die Wohnsitzgemeinde muss auf dem Antragsformular den Hauptwohnsitz bestätigen.
- Im Vorsorgeheft müssen die Untersuchungen der Mutter und des Kindes vom Arzt/Ärztin bestätigt sein.
- Die Abrisse für die Impfungen müssen vollständig vorhanden, abgestempelt und unterschrieben sein.

Wie hoch ist der Mutter-Kind-Zuschuss?

Die Höhe des Mutter-Kind-Zuschusses beträgt € 370 (ca. ATS 5.100)

Wie wird der Mutter-Kind-Zuschuss ausbezahlt?

Der Mutter-Kind-Zuschuss wird in zwei Teilbeträgen zu je € 185 (ca. ATS 2.550) ausbezahlt. Der erste Teil wird mit Vollendung des zweiten Lebensjahres des Kindes, der zweite Teil mit dem Nachweis der letzten Mutter-Kind-Pass-Untersuchung nach der Mutter-Kind-Pass-Verordnung (derzeit achte Untersuchung des Kindes mit dem 46., 47., 48., 49. oder 50. Lebensmonat).

Die Auszahlung erfolgt ausschließlich durch Überweisung auf ein Konto bei einem inländischen Geldinstitut, das im Ansuchen bekanntzugeben ist. Barauszahlung oder Postanweisung sind nicht möglich.

Wie und wo kann ich ansuchen?

Für das Ansuchen ist das jeweilige Antragsformular des Vorsorgeheftes bei folgender Adresse einzureichen:

Amt der oö. Landesregierung, Abteilung Landessanitätsdirektion, Kennwort: Mutter-Kind-Zuschuss, 4021 Linz, Harrachstraße 16a.

2.6c Impfzwang in Österreich: Arme Eltern müssen ihre Kinder vergiften lassen.

Karl Krafeld

Wie in Deutschland gibt es auch in Österreich Kindergeld. Für die Auszahlung sind die Familienreferate der Bundesländer zuständig.

Unabhängig vom Kindergeld hat man sich in Österreich etwas ganz besonderes einfallen lassen: das österreichische Kinderbetreuungsgeld (KBG), das aber nur für Kinder gezahlt wird, die ab dem 1.1.2002 geboren wurden. Es wird bis zum 30. Lebensmonat bezahlt und beträgt 40 Euro im Monat. Das macht immerhin eine Summe von insgesamt 1.200 Euro aus. Auch in Österreich gibt es viele junge Familien, die nicht so viel Geld haben, dass es für die Familie gleichgültig ist, ob sie 1.200 EURO mehr oder weniger haben, auch wenn sich die Auszahlung über 30 Monate verteilt.

Weil durch diese Bundesregelung in Oberösterreich 4.100 Mütter und Väter, deren Kinder vor dem 1.1. 2002 geboren wurden, aber noch nicht 30 Monate alt waren, kein Kinderbetreuungsgeld (KBG) erhielten, hat sich die Regierung von Oberösterreich, unter Führung des Landeshauptmannes Dr. Pühringer etwas ganz Besonderes einfallen lassen, um ihre Familien- und Kinderfreundlichkeit zu beweisen. Am 19.11.01 beschloss die Landesregierung von Oberösterreich, dass in Oberösterreich auch dann die monatlichen 40 Euro bezahlt werden, wenn das Kind vor dem 1.1.2002 geboren wurde. Diese 40 Euro wurden in Oberösterreich auch dann gezahlt, wenn das Kind ab dem 1.7.2000 geboren wurde.

Die kinderfreundliche (oder kinderfeindliche) Regierung Oberösterreichs ließ sich etwas noch „kinderfreundliches“ einfallen. Darüber hinaus erhalten in Oberösterreich Eltern, deren Kinder nach dem 1.1.2000 geboren sind, einen Mutter-Kind-Zuschuss in Höhe von 370 Euro. Die erste Hälfte wird nach Vollendung des zweiten Lebensjahres ausgezahlt, die zweite zwischen dem 46. bis 50. Lebensmonat, also im Alter von vier Jahren.

Auf dem ersten Blick erscheint die Regierung von Oberösterreichs sich hiermit als Kandidat für den Weltmeistertitel in Kinderfreundlichkeit und Familienfreundlichkeit zu sichern.
All diese Zuschüsse an die Eltern sind allerdings an die Bedingung geknüpft:

Das Kind muss alle öffentlich empfohlenen Impfungen erhalten.

In dem vor diesem Artikel abgedruckten Werbeblatt nennen der oberösterreichische Landeshauptmann Dr. Josef Pühringer und die Gesundheitslandesrätin Frau Dr. Silvia Stöger den Zweck dieser Kinder- und Familienfreundlichkeit:

„ [...] soll als zusätzlicher Anreiz für die Inanspruchnahme der vorgesehenen Untersuchungen und Impfungen dienen.“

Als Jurist weiß Dr. Pühringer, dass in Österreich keine Impfungen „in Anspruch genommen werden“ dürfen wie man die Dienstleistung eines Taxifahrers in Anspruch nimmt. Auch in Österreich, wie in Deutschland, **darf ein Arzt nur dann impfen, wenn eine rechtswirksame Einwilligung des Patienten bzw. der Personensorgeberechtigten (Eltern) vorliegt, der eine Aufklärung über Nutzen und Risiken durch den Arzt vorauszugehen hat, die den Patienten (Eltern) das für die Einwilligung erforderliche Wissen vermittelt, derartig, dass ausgeschlossen ist, dass der Patient (Eltern) durch den Eintritt eines Impfschadens überrascht sein können.**

Auch in Österreich muss der Arzt vor der Einwilligung zur Impfung die Mutter darauf hinweisen, dass er beabsichtigt, „Depot-Nervengifte“ in das Kind zu spritzen. Der Arzt muss der Mutter ein solch umfangreiches Wissen vermitteln, **dass die Mutter nicht überrascht ist, wenn das Kind durch die Impfung einen schweren Impfschaden erleidet oder infolge der Impfung stirbt.**

Die Verknüpfung des in Aussicht Stellens von materiellen Vorteilen bei Einwilligung zu einer riskanten medizinischen Maßnahme ist auch in Österreich grob sittenwidrig und damit rechtswidrig. Auch in Österreich müsste jeder Arzt, der einem krebskranken Patienten anbietet, dass er ihm, wenn er einer teuren Chemotherapie zustimmt, einen Bonus von 5.000 Euro zahlt, damit rechnen, ins Gefängnis geworfen zu werden, weil er sittenwidrig die Einwilligung erschlichen hätte.

Die Ärztin und Gesundheitslandesrätin Frau Dr. Stöger und der Jurist und Landeshauptmann Herr Dr. Pühringer wissen ganz genau, dass es eine rechtswidrige Verletzung der guten Sitten (auch in Österreich) ist, wenn die finanzielle Notlage scham- und skrupellos ausgenutzt wird, beispielsweise die Situation einer jungen Familie, bei der die Zeit zwischen „Geldende“ und „Monatsende“ immer länger wird, um diese Familie zur Einwilligung in eine riskante einwilligungsabhängige medizinische Maßnahme zu nötigen.

Wer so handelt, wie diese Politiker, dem mangelt es (in Österreich) im Ansatz an der gebotenen Achtung vor der Würde der Kinder und der Eltern. Wer so handelt wie diese Politiker, hat sich freiwillig seiner angeborenen Würde entledigt.

In diesem Buch sind das Schreiben des Dr. Pühringer vom 19. Juni 2002, in dem er sich auf Frau Dr. Stöger bezieht und das Schreiben der Frau Dr. Stöger vom 18. Mai 2001 dokumentiert. Auch ist in diesem Buch das Schreiben der Frau Dr. Magnet von der Landessanitätsdirektion für Oberösterreich vom 9.1.2002 dokumentiert.
Zum Schluss einer Vortragsveranstaltung, die Dr. Stefan Lanka und ich am 20. Juni 2001 in Linz durchführten, meldete sich Frau Dr. Magnet zu Wort und erklärte, dass das, was wir vorgebracht hätten, nicht stimmen würde und sie jeden zweiten Satz, den wir gesagt hätten, widerlegen könne. **Sie stellte uns hiermit öffentlich als Lügner hin, als Lügner, die mit ihren Lügen Kinder schädigen.** Ich forderte Frau Dr. Magnet auf, vor Öffentlichkeit zu erklären, dass sie uns innerhalb einer Woche den wissenschaftlichen Beweis der Hepatitis A und B – Viren und der Mumps-, Masern- und Rötelnviren zugänglich macht. Ich erklärte, nachdem wir Beweise auf den Projektor gelegt hatten, dass auf unseren Veranstaltungen „jeder jedes" sagen kann und darf. Ich wies nur darauf hin, dass dann, wenn auf unseren Veranstaltungen irgendjemand Behauptungen aufstellt, derjenige, der die Behauptung aufstellt, in der Beweispflicht steht. Diese Zusage der Frau Dr. Magnet vor Öffentlichkeit, die Beweise zu benennen, ist auf Video dokumentiert.
Danach versuchte Frau Dr. Magnet den Virusentdecker Dr. Stefan Lanka mit irgendwelchen aus dem Internet und Büchern kopierten Bildchen von irgendetwas in die Irre zu führen, was ihr nicht gelingen konnte. Der Virusentdecker Dr. Lanka, der ein Virus nachgewiesen hat, das in keinerlei Zusammenhang mit einer Krankheit steht, lässt sich auch durch eine Frau Dr. Magnet nicht mit irgendwelchen Bildchen in die Irre führen. Auf der Veranstaltung am 20. Juni 2001 hatte Dr. Lanka vor Frau Dr. Magnet, klar die wissenschaftlichen Anforderungen genannt, die an einen wissenschaftlichen Virusnachweis gestellt sind.

Dieser Irreführungsversuch durch Frau Dr. Magnet führte zu einer Beschwerde über Frau Dr. Magnet an den Landeshauptmann Herrn Dr. Pühringer. Mit Datum vom 29. August 2001 erklärt Herr Dr. Pühringer mir gegenüber, dass er genauestens über die Vorgänge informiert sei:

„Das Schreiben von Frau Dr. Eva Magnet vom 13. August 2001 an Herrn Dr. Stefan Lanka aus Stuttgart kenne ich und ich habe mir selbstverständlich auch eine umfangreiche Stellungnahme von Frau Dr. Magnet vorlegen lassen. Mir liegt weiters die Stellungnahme ihres Dienstvorgesetzten Landessanitätsdirektor Hofrat Dr. Süss vor, der mit bestätigt, dass Frau Dr. Magnet den gegenwärtigen Stand der medizinischen Wissenschaft auf dem Gebiet der Impfungen vertritt. Ich meine damit jenen Stand, der im obersten Sanitätsrat im Impfausschuss und im zuständigen österreichischen Bundesministerium vertreten wird."

Weitere, von Herrn Landeshauptmann Dr. Pühringer in dieser Sache erfolgten Schreiben liegen mir vor. Es ist hiermit beweisbar, dass Herr Dr. Pühringer und die Zuständigen in der Landesregierung von Oberösterreich Monate vor der Beschlussfassung, die Geldzahlungen für Kinder an Zwangsimpfungen zu knüpfen, bekannt war, dass der „gegenwärtige Stand der medizinischen Wissenschaft", der sich im obersten Sanitätsrat im Impfausschuss in Wien und in der Landessanitätsdirektion konkretisiert, durch keinerlei wissenschaftlichen Beweise gestützt ist und nur in Meinungen gründet und in der Öffentlichkeit absichtlich, zu dem Zwecke, insbesondere in Kinder „Quecksilber und Depot-Nervengifte" zu spritzen, der Irrtum erregt wird, bei diesen Meinungen der „medizinischen Wissenschaft" handle es sich um wissenschaftlich bewiesene Tatsachen.

Ob vor dem Vorgang am 20.6.2001, vor dem Vortrag in Linz, die Landesregierung von Oberösterreich selbst Opfer von Irreführungen war und glaubte, dass es sich bei dem „gegenwärtigen Stand der medizinischen Wissenschaft", die als Grundlage für das Spritzen von „Quecksilber und Depot-Nervengiften" dient, um wissenschaftlich bewiesene Tatsachen und nicht nur um Konsense (wie das „HIV"), um Meinungen, Irrtümer und Irreführungen handelte, ist nicht nachweisbar. Zugunsten der Landesregierung muss hier davon ausgegangen werden, dass die Landesregierung einschließlich der Landessanitätsdirektion, selbst Opfer von Irreführungen durch die „medizinische Wissenschaft", durch die „weltweit tausenden von Wissenschaftlern" war.

Durch die durch den 20.6.2001 ausgelösten Vorgänge wurden die Verantwortlichen in Oberösterreich, in der Hauptverantwortung des Landeshauptmannes Dr. Pühringer, möglicherweise erst von Unwissenden zu Wissenden. Möglicherweise wurde ihnen durch diese Vorgänge nach dem 20.6.2001 ihre Unschuld, ihre Impfunschuld, geraubt.
Jedenfalls wusste die Landesregierung von Oberösterreich, als sie im Nov. 2001 mittels der Zahlung von Geld einen Impfzwang ausübte, genau, dass hierdurch wissenschaftlich vollkommen unbegründet Eltern genötigt werden sollten, zuzustimmen, dass Depot-Nervengifte in ihre Kinder gespritzt werden.

Herr Dr. Pühringer und Frau Dr. Stöger wussten genau, was sie taten und wollten, was sie taten, als sie die Vergiftung von Kindern armer Eltern in Oberösterreich staatlicherseits förderten.

Es ist Kinder verachtender Zynismus, wenn Herr Dr. Pühringer und Frau Dr. Stöger, auf diesem, ihnen zu diesem Zeitpunkt nachweisbaren Kenntnishintergrund in dem hier in diesem Buch abgedruckten Werbeblatt unterschreiben: „Liebe Eltern [...] Wir wünschen Ihnen für ihre gemeinsame Zukunft alles Gute."

Wer in Österreich arm ist, muss seine Kinder vergiften lassen!

Trotz dieser verabscheuungswürdigen Zwangsmaßnahme gibt es auch in Österreich Eltern, die Ihre Kinder nicht dem Mammon der Regierung opfern.

3. Hinweise zur Neuen Medizin von Dr. Ryke Geerd Hamer

3a Meine Begegnung mit der Neuen Medizin.

3b Ein kleiner Einblick in die wissenschaftliche NEUE MEDIZIN von Dr. med. Ryke Geerd Hamer.

3a Meine Begegnung mit der Neuen Medizin

Karin Wolfinger

Als erstes möchte ich kurz darstellen, wie ich zur Neuen Medizin kam. Doch bevor ich darauf eingehe, möchte ich ein paar Fragen in den Raum stellen:

1. Glauben??
2. Wie sieht es mit Ihnen aus, glauben Sie tatsächlich, dass das Weltbild, was uns symbolisiert wird, auch der Wahrheit entspricht?
3. Wären Sie bereit dazu, Ihr Weltbild in Frage zu stellen, falls es sich als mangelhaft oder unvollständig erweisen sollte, und auch zu verändern?
4. Sind Sie bereit dazu, etwas in Ihrem Leben zu ändern oder dafür zu geben, etwas loszulassen und aufgrund dessen zu verändern, damit Sie zu „Wissen" und „Verstehen" gelangen?
5. Fragen Sie sich, ob Sie stark genug sind, auf neue Tatsachen aufzubauen, mit der Sie den Rest Ihres Lebens selbst in der Lage sind, Situationen alleine richtig einzuschätzen, zu erkennen und eigene Entscheidungen zu treffen?

Es ist höchste Zeit aufzuwachen, zu denken und aus der Abhängigkeit der Mediziner, Wissenschaftler, Politiker und Glaubensorganisationen auszubrechen!

Zurück zur Neuen Medizin. Als ich das erste Mal mit der Neuen Medizin konfrontiert wurde, war ich alles andere als überzeugt. Eine Bekannte von mir erzählte auf einem Impfstammtisch, sie beschäftigte sich mit der Neuen Medizin, organisiert Vorträge, Stammtische, etc. Mein erster Gedanke war: „Wieder so ein esoterischer Quatsch, der das Allheilmittel verspricht, das ist nichts für mich!!" Und als dann auch noch der Name Dr. Hamer fiel, war es für mich klar: Hände weg von der Thematik! Dr. Hamer, das war doch der „Wahnsinnige", der damals durch die Medien ging. Olivia, das Mädchen und deren Eltern, die damals die Chemotherapie verweigerten, obwohl die Kleine sichtbar einen riesengroßen Tumor hatte! Unterstützt von Dr. Hamer! Aber als ich dann ein paar Monate später das erste Mal die genauen Hintergründe von Olivias Geschichte hörte, drehte sich mir der Magen um.
Unglaublich, was die Medien für einen Einfluss hatten, und die ganze Geschichte von der Wahrheit so entfremden konnten. Ich kann jedem das Buch von Helmut Pilhar, dem Vater von Olivia empfehlen, um zu erkennen, was da wirklich passiert ist. Und dann stellen Sie sich die Frage, ob den Medien auch wirklich noch im Entferntesten zu glauben ist? Von diesem Zeitpunk an konnte auch ich ganz langsam zulassen, zu beginnen zu verstehen, was Dr. Hamer mit der Neuen Medizin tatsächlich erklärt. Ich entdeckte eine Wissenschaft, die einzigartig ist.

Wenn ich zum Beispiel im Bekanntenkreis davon nur im Ansatz erzähle, mache ich immer die Erfahrung, dass die Menschen sofort blockieren und teilweise sogar wütend werden, sobald der Name Dr. Hamer fällt. Warum? Ist doch ganz klar, die waren damals alle total gefesselt, wie auch ich, von den Berichterstattungen über Olivia, und die sind es heute immer noch! Auf einem Vortrag von Helmut Pilhar wollte ich noch einmal hören, worum es denn da im Konkreten geht? Ist wirklich jede Krankheit zu erklären? Kann ich davon ausgehen, dass das, was ich da hörte, auch ich für mich umsetzen kann? Ich war begeistert und bestätigt, aber auf einmal war mein Weltbild zerstört!

Beim Impfen war es mir bereits klar, aber fast der gesamten Schulmedizin zu misstrauen, war mir im ersten Moment auch zu viel. Das hat dann auch bei mir gedauert, bis ich wieder an das Thema herangehen konnte. Ich war immer dann wieder gefordert, wenn meine Kinder krank waren. Zu der Zeit hatte ich auch die Möglichkeit, mich mit Menschen auseinander zu setzen, die in der Neuen Medizin schon lange Fuß gefasst hatten. Das war für mich besonders wichtig. Ich begann jedes Detail zu hinterfragen, was die Krankheiten meiner Kinder betraf. Was für mich leider erschwerend hinzukam war, dass ich in meiner Familie niemanden hatte, der verstanden hätte, warum ich einen Weg gehe, den sie absolut nicht nachvollziehen konnten oder wollten! Das war in dem Moment auch gar nicht wichtig für mich. Das Einzige was zählte: Ich war überzeugt davon und bin es heute noch.
Und meine Kinder schienen es noch schneller zu verstehen als ich selbst.

Ich kann aus meiner Sicht sagen, dass die Neue Medizin die einzige „Medizin" ist, die sich mit der Gesundheit jedes einzelnen Menschen auseinandersetzt. Was macht die Schulmedizin? Sie „behandelt" Symptome, dringt aber niemals zur Ursache vor. Es muss verstanden und erkannt werden, dass die Ursache ein Auslöser einer Reaktion des Körpers, die Ursache biologischer Abläufe im Körper ist. Und wenn das verstanden wird, ist der erste kleine Schritt schon getan.

Ich für meinen Teil habe begonnen in einem Seminar die Thematik noch tiefer zu verstehen, und werde weiterhin diesen Weg gehen. Im Großen und Ganzen sehe ich es als eine Selbstverständlichkeit an, mich für das „Leben" einzusetzen. Für mich und meine beiden Kinder, die das Recht auf eine gesunde und vor allen Dingen ehrliche Welt haben.

3b Ein kleiner Einblick in die wissenschaftliche NEUE MEDIZIN von Dr. med. Ryke Geerd Hamer

Stephanie Gawlitta

Einführung

Die NEUE MEDIZIN des Dr. med. Ryke Geerd Hamer beschreibt sämtliche Krankheitsgeschehen in einem für die Medizingeschichte völlig neuen, erstmals an den biologischen Tatsachen orientierten Zusammenhang. Diese Erkenntnisse sind das Ergebnis einer über 20jährigen Forschung Dr. Hamers an vielen tausend Patienten.
1998 von den Professoren der Universität Trnava/Slowakei für richtig befunden, stellt die NEUE MEDIZIN nun eigentlich den aktuellen Stand der Medizinwissenschaft dar, wird jedoch rechtswidriger Weise juristisch, politisch sowie von der Pharma-Lobby hartnäckig bekämpft, so dass positive gesellschaftliche, gesundheitliche und menschliche Veränderungen, die durch die allgemeine Kenntnis und Anwendung der Neuen Medizin möglich wären, bis heute verhindert werden.

Denn: Die NEUE MEDIZIN erklärt dem Menschen, warum „Krankheiten" ablaufen, woher sie kommen (Ursache!) und wie sie wieder vergehen. Dies alles, ohne dass (in den meisten Fällen) medizinische Eingriffe von außen nötig werden, ganz besonders in der Krebstherapie nicht die lebenszerstörende Chemo – Strahl – und Stahlkombination, an der laut Krebsforschungsinstitut Heidelberg, Ulrich Abel, nach wenigen Jahren über 90% der Patienten sterben! Dr. Hamer entdeckte, wie all diese Prozesse natürlicherweise ablaufen und erklärt damit auch das Phänomen der **Spontanheilung.**

Die NEUE MEDIZIN ist die einzige Medizin, die aus dem jahrtausende alten Bild einer lebensfeindlichen und lebenszerstörenden Natur – und Weltsicht ausbricht, indem sie das Erklärungsmodell der „Krankheit als Sünde, Befleckung, Strafe Gottes, Bösartigkeit" etc. überwindet und die Menschen zu einem selbstverantwortlichen und vor allen Dingen angstfreien Umgang mit dem Geschehen „Krankheit" hinführt.
Dies ist zusammenfassend der große Verdienst Dr. Hamers.

Was ist die NEUE MEDIZIN?

Die NEUE MEDIZIN beschreibt exakt die medizinisch-biologischen Vorgänge in unserem Organismus als Einheit von PSYCHE, GEHIRN und ORGAN. Diese drei gedachten Ebenen sind untrennbar miteinander verbunden und reagieren immer in Wechselwirkung zueinander und synchron. Kein Vorgang kann nur eindimensional betrachtet und nachvollzogen werden, so wie z.B. die Schulmedizin die psychische wie auch die Gehirn - Ebene völlig ignoriert, bzw. nicht miteinander verknüpft. Auch in einem rein psychologischen Erklärungsmodell ist Leben in seiner Vielfalt (z.B. „Krankheit und Gesundheit") nicht ansatzweise nachzuvollziehen, da die biologische Entwicklungsgeschichte und die daraus resultierenden Vorgänge in Körper und Gehirn vernachlässigt werden.

Überhaupt war es erst möglich, zu einem bio-logischen Verständnis menschlichen Lebens zu gelangen, indem völlig wertfrei und ohne Übernahme der allgemeinen schulmedizinischen Dogmen (z.B. Krebs ist bösartig, Mikroben sind lebensfeindlich etc.), die einzelnen biologischen Fakten zu einem Bild zusammengeführt wurden, bei dem sich nicht der Mensch die Tatsachen zurechtlegt und theologisch, philosophisch o.ä. deutet, sondern der Mensch die Erscheinungen und Beobachtungen biologisch sinnvoll nachvollzieht und daraus an den Tatsachen orientierte Schlüsse zieht.

Die NEUE MEDIZIN gilt für alle sog. „Krankheiten", d.h. alle körperlichen Veränderungen, die nicht durch Verletzung oder Vergiftung zustande gekommen sind. Allerdings wird nach dem Verstehen der Zusammenhänge deutlich, dass Mutter Natur sich u.a. auch bei den letztgenannten Vorgängen sowie anderen elementaren Geschehnissen des Lebens (z.B. Geburt) bestimmter Bausteine bedient, die sich in den verschiedensten biologischen Abläufen immer wieder finden lassen.

Die nun folgende kurze Einführung in die wissenschaftliche NEUE MEDIZIN, die sich eng an der Literatur Dr. Hamers orientiert, ist als kleiner Einstieg in die Materie gedacht und soll auf eine weitere Beschäftigung mit der Literatur Dr. Hamers vorbereiten. Keinesfalls soll der Anspruch der Vollständigkeit erhoben werden, zumal der Entdecker Dr. Hamer selbst viele Aufsätze sowie Bücher und Tabellen zu den einzelnen Themen verfasst hat.

Der Entdecker: Dr. med. Mag. theol. Ryke Geerd Hamer

Ryke Geerd Hamer wurde am **17. Mai 1935** in Friesland geboren. Nach seinem Medizin- Physik - und Theologiestudium arbeitete er in Kliniken und als praktizierender Arzt.
1972 machte er seinen Facharzt für Innere Medizin und war als Internist an der Universitätsklinik Tübingen tätig. Hier hatte er jahrelang auch mit Krebspatienten zu tun.
Neben seiner Arbeit bewies er auch als Erfinder ungewöhnliche Fähigkeiten. So hat er zahlreiche medizinische Geräte erfunden, wie zum Beispiel ein Skalpell, das es erlaubt, plastische Operationen ohne Blutungen durchzuführen **(Hamer-**

Skalpell), außerdem eine **Spezialknochensäge**, eine **Spezialliege**, die sich den jeweiligen Körperkonturen anpasst, und ein **Gerät zur transkutanen Serumdiagnostik**. All diese Erfindungen zeigen die außerordentlichen Begabungen dieses Mannes.
1976 wollte sich Dr. Hamer mit seiner Familie nach Italien zurückziehen, um dort kostenlos Kranke in den Elendsvierteln zu behandeln. Die Patentanmeldungen liefen bereits und sollten die nötige finanzielle Unterstützung bereitstellen. Allein durch diese Patente wäre Dr. Hamer heute ein reicher Mann. Neben den anderen Diskreditierungen kam jedoch hinzu, dass man alle seine Patente bzw. Erfindungen quasi stahl. Von den Tantiemen seiner Patente bekam er fast nichts.
1978 wurde Hamers Sohn Dirk während eines Urlaubs bei Korsika vom italienischen Prinzen Viktor Emanuel von Savoyen angeschossen.
Nach einer Beinamputation und 19 weiteren Operationen starb Dirk drei Monate später in der Universitätsklinik von Heidelberg in den Armen seines Vaters.
Dieser Vorfall veränderte das Leben von Dr. Hamer und seiner Familie grundlegend. Kurz nach dem Tod seines Sohnes erkrankte Dr. Hamer an Hodenkrebs. Da Dr. Hamer vorher nie ernstlich krank gewesen war, kam ihm die Vermutung, dass dieser schwere Schock ursächlich in Zusammenhang mit seiner plötzlichen Erkrankung stehen könnte.
Gelegenheit, diesem Gedanken nachzugehen, hatte er ab 1981, als er als Oberarzt in der zur Universitätsklinik München gehörenden Krebsklinik arbeitete. Dort befragte er sämtliche Krebspatienten nach eventuellen Schockerlebnissen, die sie kurz vor Beginn ihrer Erkrankung gehabt hatten und wurde ausnahmslos fündig!
Als er im Oktober seine Entdeckungen zum Gegenstand einer ärztlichen Diskussion in der Klinik machen wollte, wurde er von der Klinikleitung vor die Alternative gestellt, entweder abzuschwören oder die Klinik zu verlassen. Er veröffentlichte seine Ergebnisse in einer Habilitationsschrift und gab diese der Universität Tübingen zur Überprüfung.
Obwohl ein Gerichtsurteil auf der Universität Tübingen lastet, weigert diese sich bis heute hartnäckig, Dr. Hamers Erkenntnisse einem ordnungsgemäßen Prüfungsverfahren zu unterziehen!
Dr. Hamer verließ damals die Klinik, nachdem er in der ihm verbleibenden Zeit in Tag- und Nachtarbeit sämtliche Daten aller Krebspatienten durchforschte und die Ergebnisse aufzeichnete und sicherte.
Von diesem Augenblick an waren seine medizinischen Forschungen und sein Streit mit dem **Prinzen von Savoyen** eng miteinander verknüpft. Bis heute hat er an über 40.000 Fällen seine Erkenntnisse überprüft und in allen Fällen als richtig befunden.

Wichtigster Hinweis: Die Universität von Trnava (Slowakische Republik) hat die NEUE MEDIZIN am 8. und 9. September 1998 überprüft und deren Richtigkeit mit Schreiben vom 11. September 1998 bestätigt!

Nach internationalen akademischen Gepflogenheiten ist die NEUE MEDIZIN somit das Maß aller Dinge, solange die Überprüfung einer anderen Universität nicht das Gegenteil **beweist**. Und das ist definitiv unmöglich!

Es gibt insgesamt 28 öffentliche Überprüfungen der NEUEN MEDIZIN, die ausnahmslos bestätigt haben, dass die NEUE MEDIZIN richtig ist. Diejenigen, die die NEUE MEDIZIN seit nunmehr 23 Jahren als Scharlatanerie abtun und dafür verantwortlich sind, dass sie nicht zum Wohle der Patienten angewendet wird, können nur Polemik vorweisen.

Die NEUE MEDIZIN ...

*umfasst **5 biologische Naturgesetze,** die jedes Krankheitsgeschehen **ursächlich erklären** und **alle Abläufe nachvollziehbar und vorhersehbar** machen. Dabei werden alle Vorgänge auf den drei Ebenen **Psyche** (biologische Konflikte), **Gehirn** (im Computertomogramm fotografierbare Ringstrukturen in ganz bestimmten Gehirnbereichen) und **Organ** (Zellveränderungen oder Funktionsausfall) gemeinsam betrachtet.*
Im Mittelpunkt steht der Patient, jetzt als Chef des Verfahrens, der durch das Wissen um die Ursachen aktiv wird und losgelöst von Angst die richtigen Schritte einleiten kann.
Der Therapeut der NEUEN MEDIZIN als ein Begleiter und Berater des „Patienten" benötigt einen gesunden Menschenverstand, warme Hände und das nötige Charisma, die ihm den Zutritt in die Seele des Gegenübers ermöglichen, sowie fundiertes medizinisches Wissen über die körperlichen und cerebralen (d.h. das Gehirn betreffenden) Vorgänge.
*Die Grundlage der NEUE MEDIZIN bildet die **Entwicklungsgeschichte** des Menschen, in der sich alle körperlichen, cerebralen und seelischen Grundlagen entwickelt haben, nach denen das Leben bis heute abläuft. Sie erklärt, welche **archaischen Verhaltensprogramme und (Konflikt-)Reaktionsmuster** wir bis heute in uns tragen, welches geistige Potential darin liegt und nach welch wunderbarer Ordnung jeder natürliche Vorgang bei Mensch, Tier und Pflanze abläuft.*
Mit den Erkenntnissen der NEUEN MEDIZIN, die schon immer so existiert haben, ermöglicht Dr. Hamer uns, einen Blick durch das Schlüsselloch von Mutter Natur zu werfen!

Die Grundlage der NEUEN MEDIZIN: Die 5 biologischen Naturgesetze

Das 1. biologische Naturgesetz: Die Eiserne Regel des Krebses

1. Kriterium

Alle Krebs- oder krebsähnlichen Erkrankungen (d.h. alle Krankheiten) entstehen mit einem DHS (Dirk-Hamer-Syndrom), das ist ein allerschwerster, hochakut-dramatischer und isolativer Konfliktschock, der gleichzeitig alle drei Ebenen, die Psyche, das Gehirn und das Organ biologisch sinnvoll verändert.

Ein biologischer Konflikt ist ein Ereignis, durch das der Mensch schockartig aus der Ordnung seiner biologischen Gesetze gerät, die sich im Laufe der Entwicklung sowohl der Menschheit im Allgemeinen als auch des einzelnen Individuums entwickelt haben.
Ein psychisches Problem kann die Voraussetzung für eine Konfliktaufnahmebereitschaft sein, muss es aber nicht. Die allgemein verbreitete Hypothese, psychische Probleme führten nach Jahren zur Krebserkrankung, kann nach Dr. Hamers Erkenntnissen in dieser Form nicht mehr aufrecht erhalten werden.
Ob ein Problem einen biologischen Konflikt darstellt, ist meist von Außenstehenden nicht nachzuvollziehen. Allein entscheidend für das Eintreffen eines biologischen Konfliktes ist das Erleben des „Patienten" selbst, der als einziger darüber berichten kann, wie er eine bestimmte Situation empfunden hat. Anzeichen dafür, dass es sich um so einen biologischen Konflikt handelt, sind die fast fotographisch mit allen Sinnen wahrgenommenen und aufgenommenen Eindrücke der Konfliktsituation. D.h. der Patient kann sich genauestens an alle Eindrücke, Farben, Empfindungen, Geräusche, Gerüche, Worte etc. (lebenslange Aufzeichnung und Einprägung als biologisch sinnvolles Warninstrument für die Zukunft!), die er in diesem Moment wahrgenommen hat, erinnern. Eine starke Emotionalität (Tränen in den Augen…) sowie wiederkehrende Träume kommen meist noch dazu.
Wichtig ist zudem die Tatsache, dass ein und dieselbe Situation oder ein und dasselbe Erlebnis bei verschiedenen Menschen nicht unbedingt denselben biologischen Konflikt auslösen. Unbewusst wird dies vom Unterbewusstsein im Moment des Erlebens von dem Betroffen assoziiert, also völlig am Verstand vorbei mit einem bestimmten (Konflikt)inhalt in Verbindung gebracht - eben durch den Betroffenen, der diese Situation biologisch so oder so erfährt.
Beispiel: Ein Kind wird plötzlich von der Mutter für einige Zeit alleingelassen. Das Kind kann nun - sofern die Situation unvermutet eingetreten ist und das Kind völlig allein ist – mit einem biologischen Konflikt reagieren. Es kann z.B. unbewusst diese Situation als Trennung von der Mutter empfinden, quasi ein Abriss des Körperkontaktes zur Mutter (organische Manifestation auf der Haut), es könnte aber auch einen Revierverlust (Mutter als „Revier", da sie die wichtigste

Bezugs – und Schutzperson ist) empfinden (Bezug Herz), oder aber sich vielleicht mutterseelenallein gelassen fühlen, weil die Mutter nicht da ist (Bezug Niere). Dies nur, um einige realistische Möglichkeiten des Konfliktempfindens zu nennen.
Der biologische Konflikt erwischt den Betroffenen auf dem falschen Fuß, d.h. völlig unerwartet und unvorbereitet. Außerdem spielt es eine Rolle, ob der Betroffene in diesem Augenblick allein ist, oder ob er die Möglichkeit hat, sich gleich mit einem anderen Menschen über seinen Konflikt auszutauschen und diesen somit zu mildern oder gar abzufangen.

Zeichen der „Krankheit“ auf den drei Ebenen
Um Missverständnisse zu vermeiden, sei ausdrücklich darauf hingewiesen, dass hier mit den Zeichen die Wirkungen, also Symptome, und nicht die Ursachen gemeint sind.

Auf der Ebene der Psyche: Der Konfliktschock bewirkt augenblicklich eine Veränderung der Persönlichkeit: Vom Moment des DHS an kann derjenige kaum an etwas anderes mehr denken, seine Gedanken kreisen quasi zwanghaft immer wieder (auch in Träumen) um sein Problem. Da er den Konflikt isolativ erlebt hat, fällt es ihm schwer, mit anderen darüber zu reden.
Im Bereich des Gehirns: Das Gehirn ist quasi der Zentralcomputer des Organismus, von dem aus jede Funktion, jeder Ablauf im Körper, kurz Gesundheit wie „Krankheit“ gesteuert wird. Dr. Hamer fand heraus, dass dieses DHS in der Sekunde des Schocks verbunden mit einem vom Menschen erlebten Konfliktinhalt eine so genannte **Schießscheibenkonfiguration im Gehirn** bewirkt, die als **Hamerscher Herd** bezeichnet wird. **Diese Ringstrukturen lassen sich fotographisch in einer Computertomographie des Gehirns (eine Art Röntgenschichtaufnahme, die digital die Dichteverhältnisse im Gehirn abbildet) sichtbar machen und können als der Beweis dafür angesehen werden, dass psychische Konflikte eine körperliche Reaktion (im Gehirn und von dort ausgehend am Organ) auslösen!**
Je nach Konfliktinhalt wird ein ganz bestimmtes Relais markiert (wird aktiviert) und löst in Folge sinnvolle organische Veränderungen hervor. Also: Die Zuständigkeit bestimmter Gehirnareale für bestimmte biologische Reaktionen auf Situationen (biologischer Konflikt) und die Steuerungsfunktion bestimmter Gehirnareale für bestimmte Organe oder Zellverbände führt nach einem biologisch sinnvollem „Kurzschluss“ zur Strukturveränderung des betreffenden Organs.
Auf der Ebene des Organs: Der Organismus schaltet beim DHS augenblicklich auf Dauerstress um. Dadurch ändert das Organ augenblicklich seine Funktion, indem es seine Leistung entweder steigert, verringert oder aber eine bestimmte Funktion erlischt. Das reagierende Organ ist immer dasjenige, das von der betroffenen Stelle im Gehirn (markiert durch den Hamerschen Herd) gesteuert wird, also das, welches entwicklungsgeschichtlich mit dem speziellen Teil des Gehirns und dem entsprechenden biologischen Konfliktthema in Zusammenhang steht.

Auf der Ebene des Gewebes: Das Gewebe verändert sich im Augenblick des DHS. Je nachdem, welches Organ betroffen ist und zu welchem Zelltyp dieses entwicklungsgeschichtlich gehört, entwickelt sich die Zellstruktur mit Teilung und Vermehrung oder mit Zelleinschmelzung und -abbau.
Auf der Ebene der Zelle: Die Zelle ändert ihr Verhalten dadurch, dass sie sich entweder stärker teilt oder Zellen abgebaut werden.

2. Kriterium

Der biologische Konfliktinhalt bestimmt im Augenblick des DHS sowohl die Lokalisation des Hamerschen Herdes im Gehirn als auch die Lokalisation des Krebs oder der krebsähnlichen Erkrankung am Organ.
Die **Art** der „Krankheit“ und der **Ort** der „Erkrankung“ im Gehirn und am „Erfolgsorgan“ hängen also davon ab, wie der Patient im Augenblick des Konflikts auf diesen empfindungsmäßig reagiert.

3. Kriterium

Der Krankheitsverlauf vom DHS an entspricht dem Verlauf des HAMERSCHEN HERDES im Gehirn und dem Verlauf der Organveränderung.
Die drei Ebenen laufen immer synchron ab. Wird eine gestoppt oder zurückgedrängt, geschieht das auch mit den beiden anderen Ebenen.

Dies kann man als ein überbestimmtes System bezeichnen. Wenn eine Ebene bekannt ist, lässt sich automatisch auf die Vorgänge der anderen beiden Ebenen schließen. Dr. Hamer und anderen ist es z.B. möglich, lediglich auf Grund einer computertomographischen Aufnahme des Gehirns, ohne sonstige Angaben über den Patienten (!) exakt auf alle Erkrankungen sowie die psychischen Konflikte des Betroffenen zu schließen. Dadurch, dass es nun möglich ist, eine Ebene verlässlich immer auch auf den anderen beiden Ebenen gegenkontrollieren zu können, ist eine Fehldiagnose ausgeschlossen. Dies hat Dr. Hamer bereits tausendfach, auch vor den verschiedensten medizinischen Gremien, erfolgreich unter Beweis gestellt. Eine derartige Genauigkeit in der Diagnosestellung und Ursachenforschung und einer sich daraus ergebenden „Therapie“ gibt es in der Schulmedizin, die lediglich auf ca. 5000 Hypothesen (=unbewiesene Annahmen) basiert und somit in allen Dingen rein experimentell handelt, nicht!

Was ist das Dirk-Hamer-Syndrom?

Ein DHS (Dirk-Hamer-Syndrom – von Dr. Hamer in Erinnerung an seinen verstorbenen Sohn so benannt, durch dessen tragischen Verlust er zum ersten Mal den Mechanismus der Krankheitsentstehung beobachten konnte) ist ein **allerschwerster, hochakut-dramatischer und isolativer Konflikterlebnisschock** gleichzeitig bzw. quasi gleichzeitig auf allen drei Ebenen

1. **in der Psyche**
2. **im Gehirn**
3. **am Organ**

Eigenschaften und Bedeutung des DHS

- Das DHS entsteht von einer Sekunde auf die andere.
- Das im Moment des DHS Erlebte bestimmt den biologischen Konfliktinhalt und baut durch detailgenaue Erinnerung aller Eindrücke mögliche Reaktionsschienen für spätere Zeiten auf (z.B. die so genannten Allergien).
- Das Erlebnis im Moment des DHS bestimmt die Lokalisation des Hamerschen Herdes im Gehirn.
- Der Hamersche Herd wiederum bestimmt durch seine spezifische Lokalisation die Steuerung und Veränderung eines bestimmten Organs.
- Das DHS schaltet im gleichen Moment den Organismus auf Dauerstress um, verbunden mit einer Persönlichkeitsveränderung (Zwangsdenken).
- Das DHS bewirkt von der ersten Sekunde an einen „Krebs“ am Organ. Dieser „Krebs“ hat verschiedene Erscheinungsformen.
  - Starke Zellteilung und Zellwachstum, sog. Tumor, bei Betroffenheit der Organe der Drüsenzellen (auch inneres Keimblatt genannt), die vom Stammhirn gesteuert werden (z.B. Magen-Darm-Trakt, Lungenalveolen, Leber etc.)
  - Bei Organen des vom Kleinhirn gesteuerten mittleren Keimblattes (drüsenähnliche Zellen) kommt es ebenfalls zu Zellwachstum (z.B. Milchdrüsengewebe der Brust, Unterhaut, Bauch-/Lungenfell etc.)
  - bei vom Großhirn-Marklager (ebenfalls mittleres Keimblatt) gesteuerten Organen sind Nekrosen (Löcher) die Folge, z.B. in den Zelltypen Bindegewebe, Fettgewebe, Muskelgewebe und Knochen
  - Bei von der Großhirnrinde gesteuerten Organen des so genannten äußeren Keimblattes (Zelltyp: Nerven und Schleimhautzellen) kommt es zu Zellabbau (Ulcera), z.B. Oberhaut, Bronchien, Lebergallengänge, Nasenschleimhaut etc.
- Ein DHS ist ein furchtbarer Schock, der die Gesamtpersönlichkeit in seinem innersten Mark trifft. Der Konfliktinhalt ist oft Angst und Panik.

Das vegetative / unwillkürliche Nervensystem

Das unwillkürliche Nervensystem bestimmt die Reaktion des Körpers auf eine angetragene „Information“ je nach Struktur als verträglich oder unverträglich. Das System entspricht den kosmischen Gesetzen der Polarität und ist in Gleichklang. Ein unverträglicher Erlebniskonflikt kann die Waagschale zugunsten des Sympathikusnervs verschieben und wir sind überwiegend auf der Flucht – im Dauerstress! Nach Bewältigung des Konfliktes neigt sich die Waage vorübergehend zum Gegenspieler, dem so genannten Parasympathikus und wir sind in Ruhestellung, um unsere zuviel verbrauchte Energie wieder aufzubauen. Die Harmonie dieser „Gegenspieler“ ist unser wünschenswerter Normalzustand.

Der Sympathikus (Stressanteil)

Er dient der Anspannung, der Arbeit (Stresssystem), oder biologisch ausgedrückt: der Kampf- und/oder Fluchtbereitschaft. In dieser Phase arbeiten und kämpfen wir. Gewöhnlich ist er von 4 (6) bis 20 (18) Uhr (Winter) aktiv. Die „Arbeitsorgane“ wie Herz, Muskeln, Gehirn sind verstärkt aktiviert und mit Blut versorgt.

Körperliche Zeichen dafür sind:

- Erhöhung des Blutdrucks, Beschleunigung des Herzschlags und der Atmung
- Erweiterung der Pupillen
- Verengung der Gefäße - kalte Gliedmaßen
- Wenig Appetit, kaum Schlafbedürfnis
- **allgemein: Verbrauch von Kraftreserven**

Der Parasympathikus bzw. Vagus (Ruheanteil)

Er dient der Ruhe- und Erholungsphase des Organismus. In dieser Phase ruhen wir uns aus, regenerieren, schlafen. Die Ernährungsorgane sind verstärkt innerviert und durchblutet, wie Magen, Darm, Leber, Bauchspeicheldrüsen.

Körperliche Zeichen dafür sind:

- Erhöhte Magen- und Darmtätigkeit
- Verlangsamung der Herz- und Atemfrequenz
- Erweiterung der Gefäße - warme Gliedmaßen
- Erhöhte Körpertemperatur
- Ausscheidungsvorgänge verstärkt
- Guter Schlaf, guter Appetit und psychisches Wohlbefinden
- **allgemein: Auffüllen von Kraftreserven**

Die Frage ist nun, ob Stress etwas Gutes, also für den Körper Sinnvolles darstellt oder nicht.

Jeder Mensch hat vielfach die Erfahrung gemacht, dass man in bestimmten Situationen (z.B. vor Prüfungen oder anderen Gefahrensituationen) auf Stress umschaltet, der biologisch eine Flucht oder Kampf ermöglichen soll. Ebenso verhält es sich nun auch bei dem biologischen Konflikt, bei dem der Körper automatisch auf Dauerstress umschaltet, um eine möglichst baldige Problemlösung zu erwirken.

Also ist Stress etwas sehr Sinnvolles und Zielgerichtetes, das den Körper in einer Ausnahmesituation befähigt, Kraftreserven, sozusagen den „Turbo", zu mobilisieren, die eine schnelle Problemlösung vorantreiben sollen.
Falls jedoch eine Konfliktlösung nicht gelingt, gibt es zwei Möglichkeiten: Das Problem und auch der Stress bestehen in anhaltender Stärke weiter fort und das Individuum stirbt irgendwann an Auszehrung. Der andere, viel häufigere Verlauf ist, dass man sich mit dem Problem quasi arrangiert und den Konflikt samt Stresspotenzial herunter transformiert. Mit so einem leicht „köchelndem" Konflikt kann man 100 Jahre alt werden.
Wenn jedoch eine Konfliktlösung gelingt, folgt auf den Stress das andere Extrem, die Dauerruhephase (Vagotonie), in der wir dann für eine gewisse Zeit sehr schlapp, müde und erschöpft – aber glücklich sind, das Problem ist ja gelöst. Nach dieser Heilungs – oder Erholungsphase kommt dann die Rückkehr in die Normalität, sofern es kein Konfliktrezidiv gibt.
Wenn dieser Zusammenhang klar geworden ist, ist das Wesentliche des Krankheitsgeschehens erfasst: Jede Organveränderung (Zellaufbau, Zellabbau oder Funktionsausfall – je nach Zelltyp) in der ersten Phase (Dauerstress – oder Dauersympathicotonie) ist ein sinnvolles, biologisch vorprogrammiertes Geschehen. Es ist die natürliche Reaktion auf eine für das Individuum unerwartet eingetroffene Situation, und damit gleichzeitig als ein Lösungsversuch auf einen die Existenz bedrohenden Konflikt anzusehen. Und jede sich an diese Stressphase anschließende Dauerruhephase – verbunden mit regenerativen, aber oftmals körperlich anstrengenden Prozessen (Müdigkeit, Schmerzen, Schwellungen, Entzündungen, Fieber etc.) sind ein absolut notwendiger und sinnvoller Vorgang, der zur Wiederherstellung der Kräfte und Abheilung bestimmter körperlicher Veränderungen beiträgt und zur Normalität zurückführen soll.

Auf dieser Grundlage ist nun die zweite biologische Gesetzmäßigkeit zu verstehen:

Die Zweiphasigkeit aller Erkrankungen

Jede Erkrankung ist ein zweiphasiges Geschehen, sofern der Konflikt gelöst wird.
Eine „Erkrankung" verläuft nur dann linear weiter, wenn der Patient es nicht schafft, den Konflikt zu lösen, der zu der „Krankheit" geführt hat. Kann er den Konflikt lösen, dann geschieht die Umschaltung in die zweite, die so genannte Heilungsphase. Dieses komplexe Geschehen ist immer als biologisch sinnvoll zu verstehen. **In der ersten Phase ließ sich das Individuum sozusagen „aus der Bahn werfen", die Lösung war die Erkenntnis darüber und die Heilungsphase ist die Chance, dies alles aufzuarbeiten.**
Die erste Phase, auch ***konfliktaktive Phase*** genannt, dauert vom Augenblick des biologischen Konfliktes bis zur Lösung des Konflikts an.

Die zweite Phase, auch konfliktgelöste Phase oder Heilungsphase genannt, beginnt mit der Konfliktlösung und endet im natürlichen Verlauf mit der Rückkehr zur Normalität, zur Gesundheit. In der Mitte der Heilungsphase, an ihrem tiefsten Punkt, kommt es nochmal zu einem kurzen Stressteil, den man **epileptische** oder **epilepsieähnliche Krise** nennt, quasi der Umschlagpunkt in der Heilungsphase. Er dient dazu, das im Körper und Gehirn angesammelte Heilungsödem (Wasser) auf natürliche Weise auszupressen, was mit einer vom Körper selbst herbeigeführten „Krampfung" erreicht werden soll. Diese Krise kann bei einigen wenigen Konflikten problematisch ausfallen, so z.B. beim Herzinfarkt oder der Lungenembolie. Jede Erkrankung hat für sich eine ganz typische und in der Heilungsphase obligatorische Krise; zu den bekanntesten gehören neben dem Herzinfarkt auch der epileptische Krampfanfall oder die Ohnmacht/Absence. Sie sind ein äußerst wichtiger Bestandteil in diesem Ablauf und sorgen für eine ordnungsgemäße Rückkehr zur Normotonie. Nach jeder Krise kommt es dann zu mehreren Pinkelphasen, in denen das überschüssige (Ödem-)Wasser ausgeschieden wird. In der restlichen Heilungsphase werden dann die letzten Reparatur- und Aufräumarbeiten durchgeführt.

Beispiel:
Ein Kind wird vor den Augen seiner Mutter von einem Auto erfasst. Die Mutter erlebt dies hochakut-dramatisch (es ist ja ihr Kind), unerwartet (das Kind hatte sich plötzlich von der Hand losgerissen) und isolativ (sie ist in der Situation völlig auf sich allein gestellt). Somit sind die drei Kriterien für einen biologischen Konflikt erfüllt und nachvollziehbar ist dies auch biologisch gesehen ein Notfall: Sie erleidet also ein DHS, das in dieser einen Sekunde bei ihr einschlägt. Der typische Konflikt in dieser Situation ist ein so genannter *Mutter/Kind* – **Sorge Konflikt.** Auf der **Ebene der Psyche** hat die Frau ab sofort Zwangsdenken **(konfliktaktiven Phase)**, d.h. ihre Gedanken kreisen nur darum, wie es ihrem Kind geht, ob es wieder gesund wird etc. Sie bekommt sofort eiskalte Hände, hat keinen Appetit mehr und kann kaum noch Ruhe und Schlaf finden. Auf der **Ebene des Gehirns** finden wir von der Sekunde des DHS an fotografierbar einen Hamerschen Herd (scharfrandig markiert) im Relais für das Säuge – und Pflegeverhalten, nämlich im Kleinhirn an einer ganz bestimmten Stelle. Dieses Areal steuert nun wiederum auf der **organischen Ebene** die Milchdrüsenzellen der Brust, die sich vom Konfliktschock an nun verstärkt teilen – ein Knoten wächst. Diese Vermehrung der Milchdrüsenzellen hat den einfachen **biologischen Sinn**, tatsächlich mehr Milch zu produzieren, um dem verunfallten, kranken Kind mehr überlebensnotwendige Nahrung zu Verfügung stellen zu können. Dies ist das Geschehen während der konfliktaktiven Phase.
Nehmen wir an, das Kind kommt ins Krankenhaus und ist nach einigen Tagen wieder über dem Berg. Der Arzt sagt der Mutter, dass ihr Kind wieder ganz gesund wird. In diesem Moment fällt ihr ein Stein vom Herzen, sie löst automatisch ihren biologischen Sorgekonflikt um ihr Kind! Ohne dass sie es beeinflussen kann, schaltet in dieser Sekunde ihr unwillkürliches Nervensystem von Dauer-

stress auf **Dauerruhe** um. Sie bekommt augenblicklich wieder warme Hände, hat wieder Appetit, wird sehr müde und schlapp und **psychisch** ist ihr Zwangsdenken wie weggeflogen, sie ist ja überglücklich, dass ihr Kind auf dem Weg der Besserung ist. Auf der **Gehirnebene** lagert der zuvor scharfrandige Hamersche Herd nun Wasser zu Reparaturzwecken ein und färbt sich somit dunkel, was man in einer erneuten CT-Aufnahme nun deutlich sehen kann. Dies ist ein klares Zeichen für die **Heilungsphase**, in der auf der **körperlichen Ebene Reparaturprozesse** beginnen. Der in der konfliktaktiven Phase sinnvoll gewachsene Tumor, der nun nicht mehr benötigt wird (das Kind ist ja fast wieder gesund und benötigt nun nicht mehr die zusätzlichen Milchmengen), wird nun mit Hilfe von Pilzbakterien wieder (tuberkulös) abgebaut. Dies ist verbunden mit Nachtschweiß, Fieber, Schmerzen in der Brust, allgemeine Müdigkeit, Abgeschlagenheit und Kopfschmerzen. Wenn dieser Abbauprozess in der Brust sowie die Reparatur – und Vernarbungsprozesse im Gehirn wieder abgeschlossen sind, kehrt die Frau automatisch wieder zur Normalität zurück.

Dies ist der reguläre biologische Normalfall, der bei Mensch und Tier gleichermaßen abläuft.

Ohne Panik und Vergiftung durch Chemotherapie könnten nachweislich über 90% der Menschen diese Prozesse überleben! Dadurch lässt sich auch erklären, warum Tiere so gut wie nie „Metastasen“ (Zweit-, Drittkrebse etc.) bekommen, die es in der Form, wie die Schulmedizin sie zu erklären versucht, gar nicht gibt. „Metastasen“ sind immer eigene Krankheitsgeschehen, ausgehend von eigenen Konfliktschocks und meist als Folge der brutalen Diagnose – und Prognoseeröffnung. Lungenmetastasen als Zeichen der Todesangst sind die häufigsten „Metastasen“ – mit dem Wissen der NEUEN MEDIZIN jetzt leicht zu verstehen. Tiere bekommen so gut wie nie Folgekonflikte („Metastasen“), da sie glücklicherweise die Worte der Menschen nicht verstehen können!

Allein durch das Wissen um diese Zusammenhänge und einem dadurch möglich werdenden <u>angstfreien</u> Umgang mit diesen biologisch sinnvollen Prozessen, kann eine biologische und nebenwirkungsfreie Heilung erst möglich werden, die niemals von außen herbeigeführt werden kann, da sie bereits im Selbstheilungsplan des Körpers automatisch enthalten und bei Mensch und Tier vorgesehen ist.

Die Entwicklung des Menschen: Die Keimzelle mit den drei Keimblättern

Bei der Entwicklung eines Lebewesens bilden sich bereits kurz nach der Befruchtung drei verschiedene Schichten, Zelltypen oder Keimblätter heraus: Das **Entoderm** oder *inneres Keimblatt*, das **Ektoderm** oder *äußeres Keimblatt* und das **Mesoderm** oder *mittleres Keimblatt*. Aus diesen drei Schichten entwickeln sich dann die verschiedenen Gewebetypen, die wiederum zu den unterschiedlichen Organen aufgebaut werden, wobei alle drei Arten spezifische Leistungen vollbringen.

Viele unserer Organe entstammen nur einem dieser drei Keimblätter. Es gibt aber auch andere, die aus mehreren Anteilen verschiedener Keimblätter funktionell zusammengebaut sind. Weil sie zusammen eine bestimmte Funktion erfüllen, werden sie heute als zusammenhängendes Organ bezeichnet, was sie aber streng gesehen weder entwicklungsgeschichtlich gesehen noch durch ihre geteilte Keimblattzugehörigkeit sind.
Ein interessantes Beispiel hierfür ist die Gebärmutter. Sie besteht eigentlich aus zwei Organen, nämlich dem Gebärmutterhals und dem Gebärmutterkörper mit Eileitern, deren Schleimhäute jeweils verschiedenen Keimblättern entspringen und dann erst später in der Evolution zusammengewachsen sind.
Das Wissen um diese drei Keimblätter sowie die Keimblattgeschichte und ihre Bedeutung für die Biologie sind wichtig für das Verstehen der NEUEN MEDIZIN. Aus diesen „Urblättern" erwächst nämlich alles Leben nach einem vorbestimmten Prinzip.
Aus dem unterschiedlichen Entstehungsalter der Keimblätter leitet sich auch das Alter der aus ihnen entstandenen Organe oder Organteile ab. Das innere Keimblatt ist das älteste; dann folgen das äußere und später das mittlere Keimblatt. Entsprechend der Organfunktion eines Keimblatts ergibt sich auch die Konflikt-Abhängigkeit des jeweiligen Organs (z.B. sind die Organe des inneren Keimblatts überlebensnotwendig und haben die Aufgabe, Nahrungsbrocken zu verdauen, folglich reagieren sie auf schwerverdauliche „Brocken" als Konflikt!).
Die Gewebsstrukturen oder Organe unseres Körpers bilden sich also sowohl nur aus einem Keimblatt oder möglicherweise aus mehreren. Das bedeutet natürlich, dass gewisse Teile eines Organs konfliktiv auf unterschiedliche Weise reagieren können. Gesteuert werden die Keimblätter von den zwei Gehirnen, dem Althirn (Stamm – und Kleinhirn) und dem Großhirn (Marklager und Rinde); entsprechend finden wir auch hier die Zusammenhänge zwischen dem Gehirnteil, dem zuständigen Keimblatt und dem korrelierenden Organ.
Im Laufe der Evolution haben sich die verschiedenen Zellen und Organe immer entsprechend den derzeitig vorhandenen Informationen in ihrem aktuellen Umfeld entwickelt. Jedes Organ ist die optimale Antwort auf ein derzeitiges, vom Organismus zu lösendes Problem.

Der Zusammenhang zwischen: Keimblatt – Entwicklungssituation– Organ – Gehirnteil

Entoderm (Inneres Keimblatt)

Entwicklungssituation
Archaische Lebensform, bei der es darum ging, zu überleben und sich zu vermehren. Die ersten Lebewesen waren Einzeller und in dieser Entwicklungsstufe direkt von ihrem natürlichen Milieu, dem Meer abhängig und mit ihm in direktem Kontakt. Aus dieser Situation heraus entwickelten sich auch bei mehrzelligen Lebewesen die Organe entsprechend ihrer Urformen aus dem Inneren Keimblatt weiter.

Konfliktsituation
Konflikte, die mit dem „Fassen eines Brockens“ zu tun haben, z.B. Konflikt, *den Brocken nicht zu fassen zu kriegen, einen Brocken nicht hinunterschlucken zu können; Todesangstkonflikte (= einen Luftbrocken nicht zu fassen kriegen), Existenz – und Verhungerungskonflikte (= einen Nahrungsbrocken nicht verdauen können); hässliche Konflikte, z.B. hässlicher, unverdaulicher Ärger, hässlicher, genitaler Konflikt sowie schwere Verlustkonflikte.*

Organe des Inneren Keimblatts
Alle überlebenswichtigen Organe wie Verdauungsorgane, so ein Großteil des Magens, der Darm außer dem Rektum (Enddarm), ein Teil der Leber, Lunge, die Prostata sowie die Gebärmutter ohne Gebärmutterhals.

Gehirnzugehörigkeit
Das Stammhirn.

Mesoderm (Mittleres Keimblatt)

Entwicklungssituation
Aus Einzellern werden mehrzellige Lebewesen. Sie sondern sich durch eine Haut vom Meer ab. Dadurch wird die Erzeugung einer dem Meer ähnelnden Flüssigkeit notwendig sowie die Entwicklung eines Regelsystems im Innern des Zellverbandes, um jederzeit diese Nachbildung des Meerwassers aufrechtzuerhalten. Dies erfüllten anfangs die Hormone. Aus immer gleichen Hormonströmen entstanden dann die Nervenfasern. Um dem Lebewesen Bewegungsfreiheit zu ermöglichen, waren Bewegungsorgane nötig.

Konfliktsituationen
Konflikte der Anpassung, der Koordination, des Säugeverhaltens, der Verletzlichkeit und der Bewegungsfähigkeit.
Organe, die zum mittleren Keimblatt gehören

- Skelett: Sämtliche Knochen, Knorpelgewebe, Sehnen
- Skelett-, Darm- und Herzmuskulatur (quergestreifte Muskulatur)
- Hormonproduzierende Drüsen wie Eierstock, Hoden, Brustdrüsen, Nebennieren
- Blutgefäße, Blutzellen, Lymphzellen, Lymphdrüsen, Milz, Nieren
- Lederhaut, Schweißdrüsen
- alle organumschließenden Häute wie Brustfell, Rippenfell, Herzbeutel

Gehirnzugehörigkeit:
Die genannten Körperteile und Organe werden von drei verschiedenen Gehirnteilen des mittleren Keimblattes aus gesteuert, und zwar entsprechend ihrer Entwicklungsgeschichte: Die Häute vom Kleinhirn, die anderen Teile entweder vom Mittelhirn oder vom Großhirnmarklager.

Ektoderm (Äußeres Keimblatt)

Entwicklungssituation
Überleben außerhalb des sicheren Meeres, d.h. auf dem Festland. Es kamen neue drohende Gefahren hinzu. Darum wurde die Entwicklung von Organen notwendig, die genaue Auskünfte über die Umgebung geben konnten: die Sinnesorgane. Alles, was in das Innere des Körpers hereingelassen wurde, musste auf seinen Nutzen und mögliche Gefährlichkeit hin überprüft werden. Dazu wurde es notwendig, sich mit Gleichartigen zusammenzuschließen.

Konfliktsituationen
Konflikte des Hereinlassens, auch von Informationen und Wahrnehmungen sowie des Ausscheidens, also der Abgrenzung. Konflikte der Sinneswahrnehmung. Konflikte des Kontaktes zu anderen Mitgliedern der Spezies, auch Trennungskonflikte. Konflikte die Sexualität und Fortpflanzung betreffend.

Organe, die zum äußeren Keimblatt gehören
Alle für die Verbindung mit der Außenwelt verantwortlichen Organe:
- Alle Sinnesorgane
- Die Innenverkleidung der Koronararterien und -venen, die sich aus den Kiemenbögen entwickelt haben

Alle Zufahrts- und Abfahrtswege der lebenswichtigen Organe:
- die Leber (Gallengänge)
- die Bauchspeicheldrüse
- die Bronchien der Lungen
- Eingang und Ausgang des Magens, des Darms usw.

Alle Organe, die der Verständigung mit anderen Lebewesen oder aber der gegenseitigen Abgrenzung dienen:
- äußere Geschlechtsteile
- Blase
- Zähne
- die Oberhaut (Epidermis)
- die Muskulatur

Gehirnzugehörigkeit:
Die Großhirnrinde (Cortex).

Diese Zusammenhänge sind in der dritten biologischen Gesetzmäßigkeit zusammengefasst:

Das entwicklungsgeschichtliche System der Tumoren und krebsähnlichen Erkrankungen

1. Keimblattverwandte Konflikte haben auch keimblattverwandte Hirnrelais, dazu gehörende Organe sowie keimblattverwandte Zellformationen

2. Konflikte des Stamm- und Kleinhirns bewirken in der konfliktaktiven Phase eine Zellvermehrung bis zum diagnostizierbaren Krebsgeschehen. In der Heilungsphase wird die Vermehrung, da sie nicht mehr benötigt wird, wieder abgebaut.
   Konflikte des Großhirns bewirken genau das Gegenteil: In der konfliktaktiven Phase wird Gewebe abgebaut, das in der Heilungsphase wieder aufgebaut wird. Krankheiten, die nicht als Krebs diagnostizierbar sind (d.h. es liegt weder Zellteilung noch Zelleinschmelzung vor), nennt man krebsähnliche Erkrankungen, da auch sie nach den gleichen biologischen Gesetzmäßigkeiten verlaufen wie der so genannte Krebs. Wir finden hier in der konfliktaktiven Phase Funktionsbeeinträchtigung bzw. Funktionsausfall.

Zusammenfassend bedeutet dies: Wenn von Krebs die Rede ist, so handelt es sich nicht automatisch um Tumore (Wachstum in der konfliktaktiven Phase - z.B. stammhirngesteuert), denn es gibt ebenso Zellwachstum in der Heilungsphase (wie z.B. bei Organen, die vom Marklager des Großhirns gesteuert). „Krebs" ist also nicht gleich „Krebs", da immer nach Zelltyp und der jeweiligen Konfliktphase unterschieden werden muss!

Vierte biologische Gesetzmäßigkeit: Das entwicklungsgeschichtlich bedingte System der Mikroben

Zu jeder keimblattverwandten Organgruppe gehören spezifische keimblattverwandte Mikroben. Die Mikroben sind nicht die Verursacher der Heilungssymptome, sondern die Optimierer der Heilungsphase. Sie arbeiten nur auf den Befehl des Gehirns und erfüllen sinnvolle Aufgaben des Abbaus überflüssig gewordener Zellen oder des Aufbaus zuvor abgebauter Zellen – sie sind quasi die körpereigenen Chirurgen des Organismus. Sie wirken ausnahmslos nur in der Heilungsphase, verbunden mit den typischen Symptomen wie Nachtschweiß, Fieber, Schwellungen, Schleimbildung, Entzündung und allgemeiner Müdigkeit. Keinesfalls sind sie Ausdruck zerstörender oder lebensfeindlicher Vorgänge im Körper und dürfen daher auch nicht durch Antibiotika abgetötet werden!
Infektion und Immunsystem im schulmedizinischen Sinne gibt es daher nicht!

Fünfte biologische Gesetzmäßigkeit

Jede Krankheit hat einen biologischen Sinn!

Jede so genannte Krankheit ist in Wirklichkeit als ein entwicklungsgeschichtlich begründetes, sinnvolles biologisches Sonderprogramm der Natur zu verstehen. Dieses Sonderprogramm stellt eine Überlebenschance dar, solange es, was Dauer und Intensität anbelangt, innerhalb der von der Natur gesetzten Toleranzen verläuft.

Dr. Hamer schreibt dazu:

„Mit dem 5. Naturgesetz ist die NEUE MEDIZIN endlich komplett geworden. Es ist die Quintessenz oder die quinta essencia. Wir Menschen können in aller Bescheidenheit nun zum ersten mal sehen und sogar verstehen, daß nicht nur die gesamte Natur geordnet ist, sondern daß auch jeder einzelne Vorgang in der Natur sinnvoll ist, sogar im Rahmen des Ganzen. Und daß die Vorgänge, die wir bisher „Krankheiten" genannt hatten, nicht etwa sinnlose Störungen waren, die von Zauberlehrlingen wieder repariert werden mußten, sondern wir sehen voller Staunen, daß das alles gar nichts Sinnloses, Bösartiges und Krankhaftes war."

Resumee

Die dargestellten Zusammenhänge bilden das Grundgerüst der NEUEN MEDIZIN. Wichtig ist nun für jeden einzelnen, die Herausforderung zu wagen, über so viele für unser bisheriges Verständnis neuen Inhalte in Ruhe nachzudenken und ernsthaft zu versuchen, mit diesem neuen Wissen das Leben zu begreifen. Dies beginnt damit, bei den einfachen Dingen des täglichen Lebens anzufangen. Sich z.B. die Frage zu stellen: Warum habe ich einen Schnupfen oder einen Hautausschlag? - Was hat mir gestunken, welche Trennung habe ich erlebt? Wenn man nun nicht die üblichen schulmedizinischen Hypothesen beispielsweise der Ansteckung oder des Immunsystems heranzieht, sondern auch diese „harmlosen Vorgänge" als Ausdruck der Lebendigkeit des Organismus begreifen kann und nach der biologischen Sinnhaftigkeit fragt, hat man bereits einen riesigen Schritt zu wirklicher Selbstständigkeit und Unabhängigkeit getan. Dies endlich führt dazu, aus der fatalen Abhängigkeit zu Staat und Staatsmedizin auszubrechen und selbst zu erkennen, zu verstehen, und zu handeln.

Das Revolutionäre an der NEUEN MEDIZIN ist, dass man sie nicht glauben muss, sondern dass jeder Mensch sie an sich selbst beobachten und überprüfen kann. Sie ist am nächstbesten Menschen nachprüfbar und erfüllt somit das Kriterium der Reproduzierbarkeit und hat daher den grundlegenden Anspruch der Wissenschaftlichkeit erfüllt.

Abschließend ein Zitat von Dr. Druault-Toufesco

Es stammt aus der Zeitschrift „Nouvelle Médecine“ (Januar 1992) aus Frankreich, die zufällig den gleichen Namen trägt, wie die von Dr. Hamer entwickelte NEUE MEDIZIN. Hier in der deutschen Übersetzung:

„Es wird höchste Zeit, daß die Arbeiten Dr. Hamers endlich bekannt und anerkannt werden, denn es geht um das Leben hunderttausender Kranker. Es wird ebenfalls höchste Zeit, daß die Ärzte höheren Niveaus aus ihren Pantoffeln steigen und - statt Arbeiten, die den Nobelpreis verdienen, zu verunglimpfen, sei es aus intellektueller Faulheit, sei es aus Mangel an Mut, sei es Dummheit oder Neid - diese Arbeiten gewissenhaft und ehrlich untersuchen.“

Dr. Druault-Toufesco (Tours), ehemaliger Internist des Hôpitaux de Paris, ehemaliger Klinikchef des Krankenhauses Quinze-Vingt, ehemaliger Klinikchef der medizinischen Fakultät von Paris.

LITERATUR:
Dr. med. Ryke Geerd Hamer Vermächtnis einer NEUEN MEDIZIN - Die fünf Biologischen Naturgesetze - Grundlage der gesamten Medizin
2 Bände; 1240 Seiten; 7. Auflage 1999
Dr. med. Ryke Geerd Hamer Kurzfassung der NEUEN MEDIZIN (Stand 2000) - Zur Vorlage im Habilitationsverfahren von 1981 an der Universität Tübingen
Dr. med. Ryke Geerd Hamer Krebs und alle sog. Krankheiten – Kurze Einführung in die Germanische Neue Medizin 1. Auflage Juli 2004
Dr. med. Ryke Geerd Hamer Celler Dokumentation Ausführliche Dokumentation von acht Krankengeschichten - Ein Blick in die Werkstatt der NEUEN MEDIZIN
Dr. med. Ryke Geerd Hamer Tonkassette ca. 70 Min.: Krebs und krebsähnliche Erkrankungen - Eine Einführung in die NEUE MEDIZIN
Helmut Pilhar OLIVIA - Tagebuch eines Schicksals Der Vater von Olivia schreibt auf 590 Seiten die wahre Geschichte über das Verbrechen des Staates Österreich und der Ärzte an seiner Tochter
Alle erhältlich bei: Förderverein NEUE MEDIZIN, Sommerhalde 6, 73635 Rudersberg-Steinenberg, Tel/Fax: 07183 / 7165 oder Verlagsauslieferung Amici di Dirk Deutschland, Frau Knospe, Hamburg, Tel. 040 6311640

4. Ausblick auf die mögliche gute Zukunft

Die Bedeutung der Frage nach meinem Impfpass

Karl Krafeld

Auf einer Vortragsveranstaltung im Jahre 2001 in Speyer (Österreich), auf der Dr. Stefan Lanka und ich gemeinsam die Frage nach den wissenschaftlichen Beweisen stellten, die das Impfen rechtfertigen könnten und die bis dahin erfolglose Beweissuche bei der Ärzteschaft und den Gesundheitsbehörden vortrugen, begründeten und auf dem Projektor belegten, wurde ich währenddessen, was nach einer Veranstaltung irrtümlich „Diskussion" genannt wird, von einem Zuhörer gefragt, ob ich einen Impfpass habe.

Ich verstand den Sinn und Zweck der Frage nicht. Ich verstand nicht, was diese Frage damit zu tun hatte, heute zu überprüfen, ob die für die Gabe von Impfstoffen allgemein als erfüllt behaupteten wissenschaftlichen Rechtfertigungsanforderungen erfüllt sind.

Selbstverständlich antwortete ich ehrlich, dass ich einen Impfpass habe. (Ich finde ihn heute nur nicht wieder.)

1968, vor über 30 Jahren, wurde ich, Kraft des Gesetzes, in die Organisation des Bundesverteidigungsministers eingezogen. Zur damaligen Zeit war, zumindest bei uns in der dörflichen Gegend im Emsland, noch gar nicht bekannt geworden, dass in Deutschland die Inanspruchnahme des Rechtes auf Kriegsdienstverweigerung, nicht voraussetzt, dass man irgendeinem Gremium vorlügt, dass man sich selbst oder andere widerstandslos umbringen lässt. Die typische Frage damals war: „Stellen Sie sich vor, Sie gehen abends in der Dunkelheit mit Ihrer Freundin durch den Park und werden dann überfallen. Sie haben zufällig eine Pistole bei sich. Würden Sie da tatenlos zuschauen oder würden Sie sich und ihre Freundin verteidigen?"

Als mir dann, während der Zeit meiner Anwesenheit in der Organisation des Verteidigungsministers, bekannt wurde, dass Voraussetzung für die Anerkennung als Kriegsdienstverweigerer nicht ist, dass man hier vorlügt, man würde sich selbstverständlich nicht verteidigen, kündigte ist sofort fristlos meine Zugehörigkeit zur Organisation des Verteidigungsministers. Nachdem staatlicherseits mein Gewissen überprüft wurde und mir staatlicherseits ein staatlich geprüftes Gewissen bestätigt worden war, wechselte ich, versehen mit einem staatlich geprüften Gewissen, lückenlos in ein Krankenhaus über, in dem ich auf der Chirurgischen Station den Rest meines Dienstes an den Staat, den Rest meines Dienst an der Gemeinschaft, als Zivildienst ableistete.

Während meiner Zeit in der Organisation des Verteidigungsministers wurde die ganze Kompanie zur Tetanusimpfung abkommandiert. Da erhielt auch ich eine Tetanusimpfung und einen Impfpass, vor über 30 Jahren. Auch wenn ich mich damals nicht mit der Impffrage beschäftigt hatte, sah ich keinen Sinn in Impfungen. Ich wusste auch, dass Impfungen nicht immer ganz harmlos sind.
Mein älterer Bruder litt an einem schweren Ekzem. Damals gab es noch die Pockenpflichtimpfung, die in der Schule durchgeführt wurde. Regelmäßig wurde mein Bruder, aufgrund des Ekzems, von der zweiten Pockenimpfung zurückgestellt. Das Bemühen, meinen Bruder zu impfen, endete erst, als er im Alter von 16 Jahren zu einer anderen Schule in eine 30 km entfernte Stadt wechselte, die in einem anderen Bundesland liegt. Irgendwie ging mein Bruder da in dem System der Erfassung zu Zwangsimpfungen verloren.
Auch erinnerte ich mich daran, dass mein Bruder, als er im ersten oder zweiten Schuljahr war, schwer erkrankte, zu Hause im Bett lag, hohes Fieber hatte und phantasierte. Der Arzt, ein alter, am Leben orientierter erfahrener Mann, der es damals vorzog, mittels Medikamenten dem Körper zu helfen, Krankheiten schadlos zu durchleben, anstatt die Krankheiten mittels Chemie zu unterdrücken aber nicht zu heilen, erkannte die Krankheit meines Bruders sofort als Folge der Scharlachimpfung, die damals bei meinem Bruder in der Schule, in der ganzen Klasse, durchgeführt worden war. „Das ist eindeutig eine Impffolge. Aber gegen die da oben kommt man nicht an.“ sagte damals der Arzt zu meiner Mutter. Erwähnt man heute gegenüber Ärzten die Scharlachimpfungen in den 50er Jahren, wird man von diesen Ärzten als Lügner hingestellt. Die Ärzte behaupten, dass es niemals eine Scharlachimpfung gegeben hat. Tatsächlich ist aber in den Impfpässen in Österreich aus den 60er Jahren, die Scharlachimpfung als empfohlene Impfung noch abgedruckt.

Da ich wusste, dass Impfungen nicht ganz risikolos sind, hatte ich nach der „Impfung der ganzen Kompanie“ in der Organisation des Verteidigungsministers keinerlei Interesse daran, mich darum zu bemühen, dass weitere Eintragungen in meinem Impfpass erfolgten.

Ich hatte also einen Impfpass und habe die Frage in Speyer, deren Sinn und Zweck ich nicht verstand, selbstverständlich ehrlich mit „ja“ beantwortet und genannt, was da warum und zu welchem Zeitpunkt eingetragen ist.

Nach der Veranstaltung berichtete mir ein impfkritischer Zuhörer, ihm sei zufällig eine Anleitung von Impfbefürwortern zum Umgang mit Impfkritikern in die Hände gefallen. In dieser Anleitung zum Zwecke der Begegnung der Impfkritik wird empfohlen, auf Veranstaltungen von Impfkritikern die Referenten nach deren Impfpass zu fragen.

Die Frage des Fragenden war also nicht eine tatsächliche Frage, an deren Beantwortung der Fragende irgendein Interesse gehabt hätte. Mit dieser Frage führte der Fragende lediglich die Strategie und Anweisungen der Impfbefürworter aus. Das wusste ich bei der Frage und bei meiner Antwort noch nicht.

Diese Strategie der Impfbefürworter gibt einen tiefen Einblick in die psychische Struktur der machtvollen ärztlichen Manager des Impfens:

Sie unterstellen, dass derjenige, der sich durch Referate auf öffentlichen Veranstaltungen kritisch zum Impfen äußert, dieses tatsächlich nicht ernst meint und tatsächlich nicht das lebt, was er sagt. Diese Impfmanager, diese Ärzte, unterstellen denjenigen, die Impfungen aufgrund einer ernsthaften Auseinandersetzung mit „Impfungen“ ablehnen, **eine abgrundtiefe Verlogenheit**, die darin besteht, dass nach außen hin das Impfen abgelehnt wird, während man sich selbst und seine Kinder dauernd impfen lässt.

Die Psychologie nennt so etwas „Projektion“. Das, was man selbst tut, was aber nicht bekannt werden soll, wird auf andere, wird auf „Gegner“ übertragen. Die eigene abgrundtiefe Verlogenheit, wird in der Projektion den anderen unterstellt und zugeschrieben.

Das ist ganz logisch. Das ist ein logisches, ein psycho-logisches Verhalten. Jemand der selbst abgrundtief verlogen ist, will selbstverständlich gleichzeitig verhindern, dass anderen seine abgrundtiefe Verlogenheit bekannt wird. Jemand der abgrundtief verlogen ist, kann sich in seiner größten Phantasie nicht einmal vorstellen, dass andere Menschen, beispielsweise Menschen, die sich kritisch zu „Impfen“ äußern, nicht gleichermaßen, wie er selbst, abgrundtief verlogen sind. Den abgrundtief verlogenen Impfmanagern mangelt es an der geistigen Vorstellungsmöglichkeit, dass andere nicht gleichermaßen verlogen sind wie sie selbst. Genau hierin liegt der Ursprung der Empfehlung der Impfmanager, impfkritische Referenten öffentlich nach deren eigenen Impfpass zu fragen.

Vor einigen Tagen berichtete eine Bekannte aus Neumarkt in der Oberpfalz über eine Begegnung mit einem Arzt, der sich als medizinischer Virologe und Mitarbeiter der Weltgesundheitsorganisation (WHO) ausgab. Das Gespräch kam auf „Dr. Stefan Lanka“. Der Arzt sagte, dass er gerne einmal an einem Vortrag von Dr. Lanka teilgenommen hätte, aber leider nie zu einem solchen Vortrag eingeladen worden sei. Schon das ist eigenartig, da die Einladungen zu solchen Vorträgen in der Regel öffentlich und offen sind und es keine „Sondereinladungen“ gibt. Lediglich ergeht vom Veranstalter häufig eine Sondereinladung an das örtliche Gesundheitsamt, mit der Bitte, an der Veranstaltung teilzunehmen und, im Interesse der Gesundheit der Allgemeinheit, dann, wenn auf dieser Veranstaltung etwas behauptet wird, was wissenschaftlich falsch ist, sofort zu intervenieren und öffentlich zuzusagen, von Amts wegen die wissenschaftlichen, d.h. die überprüf-

und nachvollziehbaren Beweise zugänglich zu machen, im Interesse der Gesundheit der Allgemeinheit und des Schutzes der Allgemeinheit vor Irreführungen im Gesundheitswesen. Bis heute ist noch kein Gesundheitsamt auf einer Veranstaltung, die Dr. Stefan Lanka alleine oder gemeinsam mit mir durchgeführt hat, dieser Einladung gefolgt und hat Beweise vorgelegt.

Wohl folgte im Jahre 2002 die Spitze der Landessanitätsdirektion von Südtirol (Italien) einer solchen Einladung zur Beweisvorlage. Nachdem wir das Beweisdefizit, den Mangel an Beweisen, aufgezeigt hatten, hielt Dr. Simeoni im Auftrage der Landessanitätsdirektion eine 17minütige Predigt, in der er immer wieder aufforderte: „Glaubens mir!“ „Glaubens mir!“. Die Zuhörer wollten nicht glauben. Sie wollten wissen. Frau Dr. Morosetti, die zuvor infolge von Anfragen ihr Wissen bewiesen hatte, dass es an Beweisen mangelt, schloss sich der Predigt des Dr. Simeoni mit einer 5minütigen Glaubenspredigt an. Die Landessanitätsdirektion von Südtirol hatte sich hier im Raum geirrt. Die Veranstaltung fand im Gemeindesaal des Dorfes Montan statt, der 200 Meter von der Kirche entfernt ist. In der Kirche wären die Glaubenspredigten „Glaubens mir! Glaubens mir!“ angemessen gewesen. Die Kirche ist der Ort des Glaubens. Gesundheit und Medizin haben nicht Gegenstandsbereiche des Glaubens, sondern des Wissens und der Beweise zu sein. Bis zur Landessanitätsdirektion in Südtirol scheint sich dieser fundamentale Unterschied zwischen Kirche und Staat noch nicht herumgesprochen zu haben.

Der Arzt, von dem die Bekannte in der Oberpfalz berichtete, brachte dann vor, dass Dr. Lanka seine ganze Familie und alle seine Kinder impfen lassen würde. Das erstaunte die Bekannte. Bisher wusste sie nur, dass Dr. Lanka nicht verheiratet ist. Sie hatte noch nie etwas davon gehört, dass Dr. Lanka Kinder haben soll, die er impfen lassen könnte. (Auch Dr. Lanka war das bisher unbekannt, bis er durch diesen Arzt erfuhr, dass er Kinder hat.)

Sowohl die strategisch gegen Impfkritiker gerichtete Frage nach deren Impfpass, als auch die verbreitete Tatsachenbehauptung über die Kinder des Dr. Lanka können nur von Menschen stammen, deren Normalität die abgrundtiefe Verlogenheit ist, die die eigene Verlogenheit für eine derartige Selbstverständlichkeit ansehen, dass es jenseits von deren Vorstellungsmöglichkeiten liegt, dass andere Menschen nicht ebenso verlogen sind, wie sie selbst sind.

Diese Menschen, die die Normalität ihrer eigenen Verlogenheit derartig offen – psychologisch leicht durchschaubar – zeigen, behaupten dann auch krankmachende Viren, Krankheitsverursachung durch Bakterien, die Schutzmöglichkeit von Impfungen vor Krankheiten und die Harmlosigkeit der Giftstoffe in den Impfstoffen.

Wer behauptet, dass Dr. Lanka seine Kinder (von denen er tatsächlich nichts weiß) impfen lässt, der behauptet auch, dass Impfungen schützen. Die Behauptung, dass Dr. Lanka seine Kinder impfen lässt, ist kein Irrtum. Das ist Ausdruck der Normalität der Verlogenheit von Menschen, von impfenden Ärzten.

Insbesondere im Hinblick auf die impfbefürwortenden Ärzte in den deutschen Gesundheitsbehörden, insbesondere in den örtlichen Gesundheitsämtern, vergessen wir immer wieder, dass zur Tradition, zur Geschichte dieser Gesundheitsämter auch die bereitwillige, teils begeisterte Beteiligung durch Nennung des „lebensunwerten Lebens“ im Amtsbezirk, an der Ermordung behinderter Menschen in der Nazizeit zählt und von dieser Praxis der deutschen Gesundheitsbehörden niemals eine ernsthafte Distanzierung durch die deutschen Gesundheitsbehörden erfolgte, geschweige denn, dass aus diesen Gesundheitsbehörden oder aus dem Staat, aus der Bundesrepublik Deutschland heraus, ernsthafte Bestrebungen erfolgten, diese Ärzte, die sich hier am Völkermord beteiligt haben, strafrechtlich, auch zum Zwecke der Abschreckung vor Wiederholungen an Mitwirkung an ähnlichen Verbrechen gegen die Menschlichkeit, und damit zum Schutze der Menschen in Deutschland, zur Verantwortung gezogen worden wären.
Im Gegenteil: Viele Ärzte, die sich in der Nazizeit aktiv an den Verbrechen gegen die Menschlichkeit beteiligt haben, erlangten nach der Nazizeit in Deutschland führende Positionen im Gesundheitswesen, von denen heraus sie einen maßgeblichen Einfluss auf die Gesundheitspolitik, auch auf die Impfpolitik in Deutschland nahmen.

Es wird auch vergessen, dass während der Nazizeit der überwiegende Teil der Ärzte in Deutschland Mitglied der Nazi-SS waren, nach der Nazizeit in Deutschland führende und bestimmende Positionen erlangten und gerade diese ehemaligen SS-Ärzte sich darüber empören, wenn negative Aussagen über Hitlers SS getätigt werden, es als Beleidigung der deutschen Ärzteschaft ansehen und Hitlers SS als eine ehrenhafte Organisation behaupten, in der sich niemand eines Fehlverhaltens schuldig gemacht hätte.

Die junge Frankfurter Amtsärztin, die der Aufforderung der Nazis folgte, den Nazis alles „lebensunwerte Leben“ in ihrem Amtsbereich namentlich zu benennen, indem sie den Nazis schrieb, dass ihr in ihrem Amtsbereich kein Fall eines lebensunwerten Lebens bekannt ist, ist hier wirklich eine Ausnahme und beweist gleichzeitig, dass es sich bei der verbreiteten Behauptung, die Ärzte hätten bei Hitler und bei Hitlers SS mitmachen müssen, wieder einmal um eine typische Irreführung durch die Ärzteschaft handelt, deren heutige Normalität der Verlogenheit in der Behauptung, Dr. Lanka würde seine Kinder Impfen lassen und in der Aufforderung, Impfkritiker nach ihrem Impfass zu fragen, punktuell unübersehbar deutlich wird.

Wen wundert es, wenn eine Ärzteschaft, die sich bereitwillig und unhinterfragt an der Ermordung behinderter Menschen beteiligt hat, sich auch bereitwillig und unhinterfragt an der Vergiftung der jungen Generation beteiligt, indem unter dem Vorwand, die Kinder sollten vor Krankheiten geschützt werden, Kindern im Rahmen der immer mehr zunehmenden Impfungen immer mehr Gifte, immer mehr Depot-Nervengifte, gespritzt werden.

Es ist schon erstaunlich, welches Vertrauen Gesundheitsbehörden und eine Ärzteschaft heute in Deutschland genießt, die sich bereitwillig an der bestialischen Ermordung behinderter Menschen beteiligt hat und sich niemals ernsthaft hiervon distanziert hat, die dieses niemals ernsthaft und konsequent als Fehlverhalten der deutschen Ärzteschaft benannt hat. Die heutige deutsche Ärzteschaft hat niemals mit dieser mordenden deutschen Ärzteschaft den konsequenten Bruch vollzogen.

Das muss jedem bekannt sein, der auf Empfehlungen der Gesundheitsbehörden seine Kinder von Ärzten impfen lässt. Wenn das bewusst wird, erkennt man das dringliche Erfordernis, mehrfach zu überlegen, ob man seine Kinder den bruchlosen Schülern dieser Nazi-Ärzte ausliefert.
Alle bisherigen Distanzierungsansätze von der Nazi-Medizin durch Ärzte sind halbherzig und von den Ärzten, die die Distanzierung vorspielen, nicht ernst gemeint.

Nachdem wir weltgeschichtlich erstmalig am 30.9.2000 in Linz (Österreich) öffentlich die wissenschaftliche Beweisfrage im Zusammenhang mit Impfen gestellt haben, sicherte die durch die Ärzteschaft angerufene Justiz in Österreich und in Deutschland, mittels plump dreisten Rechtsbeugungen im Auftrage der Ärzteschaft, den „guten Ruf“ der Ärzte, die sich niemals ernsthaft von der SS-Nazi-Medizin getrennt haben, sich niemals ernsthaft bemüht haben, diesen Ungeist in der Ärzteschaft zu überwinden, dafür aber entschieden für die Erhaltung des guten Rufes der SS eintreten, in der die überwiegende Zahl der deutschen Ärzte Mitglied waren, vorläufig zu sichern versucht. Dieses Verhalten der österreichischen und deutschen Justiz ist in unserem Buch „Das Völkerstrafgesetzbuch verlangt die Überwindung der Schulmedizin!“ dokumentiert.

Der Bruch der deutschen (und österreichischen) Ärzteschaft mit der SS-Nazi-Medizin steht noch aus und ist dringend erforderlich. Der wirkliche, bisher ignorierte Erfolg Hitlers ist, dass dieser Geist der SS-Nazi-Medizin heute global nahezu die gesamte Ärzteschaft infiziert hat. Gegen diese Infektion kann eine Impfung nicht schützen. Hier müssen dringend die Tatsachen dieser Medizin „offen auf den Tisch“ gelegt werden, damit diese Mediziner, in ihrem Wahn, nicht die ganze Menschheit vernichten. Ernst Klee stellt in seinem Buch „Deutsche Medizin im Dritten Reich“, diese Beteiligung der Ärzteschaft an den Verbrechen des Nationalsozialismus dar. Wegen der Bedeutung für das Verständnis der heu-

tigen Medizin und für die erforderliche zukünftige, dem Menschen verpflichtete Medizin, wurde dieses Buch von Ernst Klee vom klein-klein-verlag als Gastbuch aufgenommen.
Der Impfwahnsinn, der staatliche Durchbruch des Impfwahnsinns (des Wahngebildes der Infektiologie, Virologie und Immunologie; Frau Dr. Stöger) gründet in Deutschland, in der Zeit, lange bevor Hitler in die deutsche Geschichte eintrat. Das was (glücklicherweise) Hitler nicht gelang, gelang der deutschen Ärzteschaft, der deutschen Medizinwissenschaft: Die Unterwerfung aller Menschen unter diesem menschenverachtenden deutschen Wahnsinn. „Denn heute gehört uns Deutschland und morgen die ganze Welt" ist der deutschen Ärzteschaft, der deutschen Medizinwissenschaft gelungen. Die SS-Nazi-Zeit der deutschen Ärzteschaft war hier nur eine kleine Epoche, in der die Ärzteschaft ihre Menschenverachtung lediglich ungehinderter austoben durften, wie schon Goethe in Faust I, den Dr. Faust über die Ärzteschaft sagen lässt:

„So haben wir mit höllischen Latwergen,
in diesen Tälern, diesen Bergen,
weit schlimmer als die Pest getobt."

(Latwerg = quecksilberhaltiges Medikament auf Sirupbasis)

Schon Goethe hat vor diesen wahnsinnigen deutschen Ärzten gewarnt, die die Menschen mit Quecksilber vergifteten. Das setzen die Ärzte lediglich mit den quecksilberhaltigen Impfstoffen fort und ersetzen heute das Quecksilber in den Impfstoffen, durch andere, durch gefährlichere Gifte, durch Depot-Nervengifte, wie die Ärztekammer für Oberösterreich diese Gifte nennt. Neuerdings auch durch eine Form von Gentechnik, die den Zellkern zerstört.
Es ist wirklich mehr als paradox, oder aber Ausdruck der Normalität der Verlogenheit, wenn ein deutscher Arzt „Goethe" in seinem Bücherschrank stehen hat. Gelesen jedenfalls hat in Deutschland noch kein ehrlicher Arzt den Faust I von Goethe. „Goethe" erweist sich als Nichtbestandteil der deutschen Kultur. Irreführend wird lediglich behauptet, Goethe sei Bestandteil der deutschen Kultur und Goethe habe den Menschen Wichtiges zu sagen. Tatsächlich hat Goethe Wichtiges gesagt. Der Erfolg der deutschen Kultur- und Bildungspolitik ist es, dass dieses nicht verstanden wurde. Goethe hat vor 200 Jahren vor diesen die Menschen mit Quecksilber vergiftenden Ärzten – bisher erfolglos – gewarnt.

Wäre Goethe Bestandteil der deutschen Kultur, könnte in Deutschland nicht geimpft werden.

Der Schutz vor diesen Medizinern, die in der Normalität der Verlogenheit leben, erscheint dringlicher, als der Schutz vor Krankheiten, die durch nie nachgewiesene Viren verursacht worden sein sollen und bei denen sich die Medizinwissenschaft nachhaltig verweigert, die tatsächlichen Krankheitsursachen zu erfor-

schen, um tatsächlich Menschen schütze und helfen zu können.
Einen ernsthaften konsequenten Bruch mit der SS-Medizin hat die deutsche und die österreichische Ärzteschaft bis heute noch nicht vollzogen. Dieser erforderliche Bruch steht in Zukunft noch aus und muss in Zukunft erfolgen. Aus sich selbst heraus hat sich die deutsche und österreichische Ärzteschaft in den letzten nun nahezu 60 Jahren als hierzu nicht bereit oder nicht in der Lage bewiesen.

Ebenso wenig gab es diesen dringend erforderlichen Bruch mit dem Nazi-Geist in der Justiz. Das beweisen u.a. die im Auftrage der Ärzteschaft gegen uns gerichteten Gerichtsverfahren infolge der Impfbeweisfrage nach dem 30.9.2000 in Linz (Österreich). In unserem Buch „Das Völkerstrafgesetzbuch verlangt die Überwindung der Schulmedizin!“ (klein-klein-verlag) ist anhand von Dokumenten diese heutige Justiz in Österreich und Deutschland dargestellt.
Die vom Souverän des Staates, vom Volk, von jedem einzelnen Bürger, gewählten Politiker bleiben hier tatenlos – weil das Volk, weil der einzelne Bürger, die Politiker und den Staat nicht kontrolliert.

Hat das Volk falsche Entscheidungen getroffen, nicht nur im Hinblick auf die Impfentscheidung?

Wer die Kontrolle unterlässt kann und darf sich nicht wundern, wenn sein Vertrauen, zum Schaden seiner Gesundheit und der Gesundheit seiner Kinder, scham- und skrupellos missbraucht wird.

Der Masern-Betrug
Veronika Widmer, Stefan Lanka, Susanne Brix
208 Seiten, 15,00 Euro

Dieses Buch beweist die Veröffentlichungen der allgemeinen Presse als falsch und als manipulative Vorbereitung auf die Masernimpfpflicht.

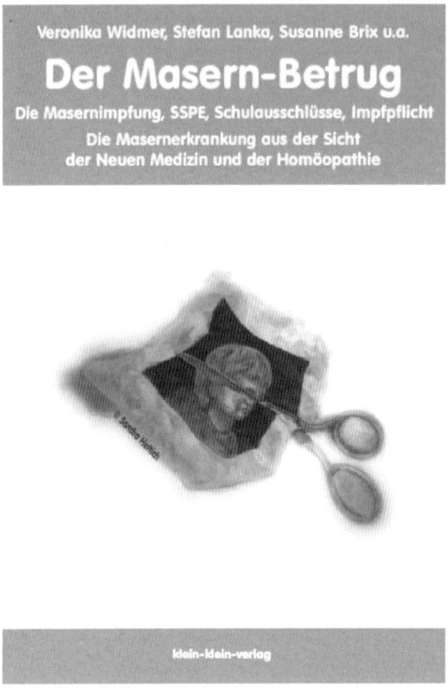

Ist Masern das, wofür es ausgegeben wird oder was verbirgt sich hinter Masern wirklich? Wie gefährlich sind Masern? Gibt es Möglichkeiten, Masern abzumildern oder sogar zu vermeiden? Können die Masern-Impfungen vor der Masern-Krankheit schützen? Warum wird behauptet, dass ungeimpfte Kinder angeblich eine Gefahr für geimpfte Kinder darstellen, wo doch die Impfungen einen Schutz versprechen? Werden wir bald gegen Masern zwangsgeimpft? Haben impfkritische Ärzte mit berufsrechtlichen Schritten zu rechnen? Diese und viele weitere Fragen ergeben sich, wenn man sich mit Masern und mit den Masern-Impfungen beschäftigt.

Dieses Buch über den Masern-Betrug gibt kompetente Antworten und bietet eine Fülle von interessanten Informationen abseits der üblichen Propaganda, die aufzeigen, dass sowohl die Masern-Krankheit als auch die Masern-Impfungen in einem völlig anderen Licht zu sehen sind.
Die Homöopathen wissen es schon lange, dass Masern eine bestimmte Ursache haben, die im jeweiligen Menschen zu suchen ist. Auch aus der Neuen Medizin ergibt sich eindeutig, dass die Masern-Krankheit von innen kommt und nicht von außen. Dies findet seine wissenschaftliche Bestätigung darin, dass kein Masernvirus nachweisbar ist, so unglaublich das auch zunächst klingen mag. Wer sich aber ernsthaft mit dieser Frage beschäftigt, wird alsbald herausfinden, dass es tatsächlich keine wissenschaftlichen Beweise für ein Masernvirus gibt, wen auch immer man danach fragt. In diesem Buch gibt es die nötigen Informationen, damit jeder selbst die Wahrheit herausfinden kann.
Wir erfahren, welche Aufgabe der Masern-Krankheit aus homöopathischer Sicht zukommt, wie der ordnungsgemäße Verlauf aussieht, auf welche Weise man mit Masern umgehen kann, damit die Krankheit gut verläuft und wie man sie ggf. sogar vermeiden kann.
Dr. Lanka erläutert ausführlich die Ursachen von Masern aus Sicht der Neuen Medizin inclusive der Masern-Komplikationen.
Gibt es Parallelen zwischen der Homöopathie und der Neuen Medizin? Erstmals wird herausgearbeitet, wo die Gemeinsamkeiten dieser beiden sehr unterschiedlichen medizinischen Ansätze sind.
Die fehlenden Virennachweise eröffnen den Blick auf den Kern des Masern-Betruges. Die vielen bereits langjährig vorhandenen Erfahrungen aus der Homöopathie und aus der Impfkritik gewinnen damit eine neue Bedeutung
Die Menschen, die erstmal begriffen haben, dass es wirklich kein Masern-Virus gibt, interessieren sich brennend für den folgenden Punkt: Welchen Hintergrund haben die sogenannten Masern-Epidemi-

en wie z.B. ganz aktuell in Nordrhein-Westfalen mit über 1.000 Kindern? Dr. Lanka nimmt ausführlich zu dieser äußerst interessanten Frage Stellung und deckt unvermutete Hintergründe auf.
Ausführlich wird auch auf die gefährliche SSPE-Erkrankung eingegangen, bei der sich das Gehirn auflöst und die von den Verantwortlichen dazu benutzt wird, die Masern-Impfungen zu propagieren. Wird sie wirklich von der Masern-Krankheit verursacht? Oder handelt es sich in Wirklichkeit um eine äußerst gefährliche Impffolge? Das Buch bietet die Hintergründe zu dieser Frage.

Wer sich über all diese interessanten und hochspannenden Fragen des Masern-Betruges im Detail informieren will, dem sei dieses Buch ans Herz gelegt. Neben der Impfexpertin Veronika Widmer geben auch ein Arzt, der Biologe Dr. Lanka sowie der Homöopath Jürgen Bernhardt ihre gründlichen Recherchen und Erfahrungen weiter. Der Stratege Karl Krafeld zeigt Möglichkeiten auf, wie Bürger sich gegen die aktuell geplanten Zwangsimpfungen und impfkritische Ärzte sich gegen die geplanten berufsrechtlichen Schritte wehren können.
Dieses Buch informiert detailliert über die Fakten, so dass jeder mündige Bürger selbst in der Lage ist, sich ein umfassendes Bild über die wahren Hintergründe der Masern-Krankheit und der Masern-Impfung zu machen. Wer eine bewußte Impfentscheidung treffen will und wer im Falle einer Masern-Krankheit seines Kindes gut vorbereitet sein will, der kommt an diesem Buch nicht vorbei.

Die Vogelgrippe - Der Krieg der USA gegen die Menschheit
Stefan Lanka, Hans-Ulrich Niemitz, Veronika Widmer, Karl Krafeld
256 Seiten, 20,00 Euro

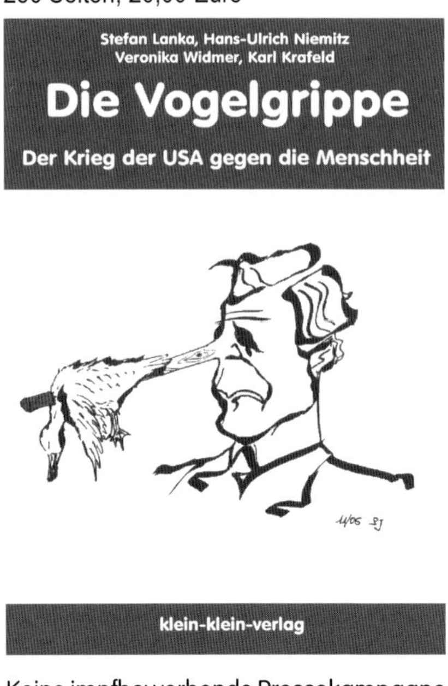

Keine impfbewerbende Pressekampagne der letzten Jahren und Jahrzehnten hat die Bevölkerung so wachgerüttelt, wie die konstruierte Vogelgrippe-Panik. Selbst den Menschen die sich nicht aktiv um medizinische Informationen bemühen, blieben die täglichen Widersprüche der Pressemeldungen verborgen.
Keine Pressekampagne zeigt deutlicher, wie ein Medikamentenmarkt erschatten, mit Angst und Panik beworben und Steuergelder verschwendet werden. Daher wurden in diesem Buch die Mechanismen und Grundlagen, die Zusammenhänge der Manipulation der Bevölkerung aufgezeigt, die nicht nur für die Vogelgrippe-Panik angewendet werden. Wer dieses Buch gelesen und verstanden hat, durchschaut auch die zukünftigen folgenden impfbewerbenden panikauslösenden Pressekampagnen, die wie der Masern-Betrug zeigt, in die Pflichtimpfung führen sollen.

Dieses Buch zeigt aber nicht nur die panik- und angstauslösenden Mechanismen, mit denen die Bevölkerung zur Impfwilligkeit geführt werden soll. Dieses Buch zeigt die Wege der Möglichkeiten, die aus der Panik und der Angst führen...

Nr. 7 September/Oktober 2007 ISSN: 1861-5856 1 Euro

Leben mit Zukunft

klein-klein-aktuell:

Das Zweimonats-Magazin des klein-klein-verlags

© klein-klein-verlag Inhaber: Dr. Stefan Lanka

Das Zweimonats-Magazin des klein-klein-verlags

9,00 Euro pro Jahr incl. Porto in Europa

In diesem Magazin erhalten Sie wichtige Informationen aus den Bereichen Medizin, Biologie und Politik, die Sie woanders nicht oder nur sehr schwer erhalten würden und die vielleicht sogar einmalig sind.
Diese Informationen werden in den Broschüren und den Büchern unseres klein-klein-verlages vertieft. Bisher sind bei uns 9 Infobroschüren, 1 Lehrvideo, 1 DVD, 1 Hör-Buch und 8 Bücher über die Geschichte der Medizin und die Hintergründe des Impfens erschienen.

Das Zweimonats-Magazin **Leben mit Zukunft** erscheint 6 mal im Jahr,

hat mindestens 12 Seiten im DIN A5-Format, meistens mehr und kostet inklusive Porto in Europa 9,- € pro Jahr.

Der Bezugszeitraum ist das Kalenderjahr, schon erschienene Ausgaben des Jahrgangs werden nachgeliefert.

Eine Kündigung ist jederzeit zum Jahresende möglich. Den Bestellschein finden Sie am Ende des Magazins.

Bestellen Sie eine **kostenlose, unverbindliche Probeausgabe** des Zweimonats-Magazins:

Leben mit Zukunft
unter
vertrieb@klein-klein-verlag.de
oder
Fax: 0711 – 2220600.

Telefonischer Tag & Nacht Bestellservice für eine **kostenlose und unverbindliche Probeausgabe** von **Leben mit Zukunft** unter 0711 – 226 56 07.

Macht Impfen Sinn?
Wenn der impfstoff drin ist, ist er drin:
Vorher Informieren, das macht Sinn!

Informationen über den Verlag finden Sie unter www.klein-klein-verlag.de

Informationen zum Impfen:
www.klein-klein-aktion.de und www.klein-klein-verlag.de